Anupama C. M.

Suryanamaskar: A Saudação Sagrada

Anupama C. M.

Suryanamaskar: A Saudação Sagrada

ScienciaScripts

Imprint

Cover image: www.ingimage.com

This book is a translation from the original published under ISBN 978-620-2-31433-6.

Publisher:
Sciencia Scripts
is a trademark of
Dodo Books Indian Ocean Ltd. and OmniScriptum S.R.L publishing group

120 High Road, East Finchley, London, N2 9ED, United Kingdom
Str. Armeneasca 28/1, office 1, Chisinau MD-2012, Republic of Moldova, Europe
Printed at: see last page
ISBN: 978-620-8-02467-3

RECONHECIMENTO

Agradeço sinceramente a todos aqueles que me apoiaram e incentivaram constantemente durante este estudo e que proporcionaram todas as condições necessárias para a realização desta dissertação, e agradeço a todos os sujeitos que participaram no estudo.

O meu amor e a minha gratidão aos meus pais, que estiveram sempre presentes e me apoiaram moral e financeiramente.

LISTA DE ABREVIATURAS UTILIZADAS

SN	Suryanamaskar	**CVD**	CardioVascuarDisease
SSN	Slow suryanamaskar	**PEFR**	Peak Expiratory Flow Rate
FSN	Fast suryanamaskar	**FVC**	Forced Vital Capacity
SBP	Systolic Blood Pressure	**COPD**	Chronic Obstructive Pulmonary Disease
DBP	Diastolic Blood Pressure	**ANOVA**	Analysis of Variance
Mean HR	Mean Heart Rate	**SPSS**	Statistical Package for the Social Sciences
VLF	Very Low Frequency	**HPA**	Hypothalamic Pituitary Adrenal
LF	Low Frequency	**EKG**	Electro cardiogram
MI	Myocardial Ischemia	**SDM**	Sri Dharmasthala Manjunatheswara
CAD	Coronary Artery Disease	**CM**	Cyclic Meditation
ANS	Autonomic Nervous System	**SR**	Supine Rest
SD	Standard Deviation	**DPV**	Digital Pulse Volume
HF	High Frequency	**PNS**	Para Sympathetic Nervous System
HRV	Heart Rate Variability	**DSN**	Dynamic Suryanamskara
SNS	Sympathetic Nervous System	**RPP**	Rate Pressure Product
FEV	Forced Expiratory Volume	**DoP**	Double Product

RESUMO

ANTECEDENTES: O Surya Namaskar (SN) é uma parte essencial do ioga. A sua versatilidade e aplicação fazem dele uma das práticas mais benéficas para uma vida saudável e prepara-nos para o despertar espiritual.

OBJECTIVOS: Avaliar o efeito imediato das rondas lentas de SN (SSN) e das rondas rápidas de SN (FSN) nas funções autonómicas e respiratórias de indivíduos saudáveis.

MÉTODOS: Foram estudados 52 principiantes com idades compreendidas entre os 18 e os 27 anos e 40 indivíduos que cumpriam os critérios de inclusão e exclusão foram distribuídos aleatoriamente pelos dois grupos: FSN e SSN. Os sujeitos praticaram uma das duas sessões na primeira visita e na segunda visita. As avaliações foram efectuadas nos sujeitos antes e imediatamente após a realização do SSN e do FSN.

RESULTADOS: O grupo FSN apresentou um aumento altamente significativo na pressão arterial, frequência de pulso, frequência cardíaca média, VLF, LF, LF/HF e uma diminuição significativa na RR média, SDNN, RMSSD, NN50, pNN50 e HF, enquanto não houve alterações significativas na frequência respiratória em comparação com o grupo SSN.

CONCLUSÃO: O FSN tem uma elevada dominância simpática cardíaca em comparação com o SSN. Por conseguinte, as rondas rápidas de SN são contra-indicadas em doenças cardiovasculares e em pessoas com sintomas depressivos.

Palavras-chave - Suryanamaskar lento, Suryanamaskar rápido, Funções autonómicas, Função respiratória, Variabilidade da frequência cardíaca.

CAPÍTULO 1 Introdução

O ioga é uma antiga filosofia indiana que integra a personalidade humana a nível físico, mental, moral, intelectual e espiritual.[1] É um dos patrimónios mais valiosos da geração atual. [2]A origem do ioga é descrita na civilização do Vale do Indo (2600-1900 a.C.), que remonta a mais de 3500 anos. Trata-se de uma prática contemplativa antiga, tradicionalmente utilizada como parte de uma rotina diária destinada a reduzir o sofrimento e a promover um florescimento físico e mental ótimo para alcançar uma vida saudável.[3] Ao longo de mais de dois milénios, o ioga evoluiu para diferentes escolas de pensamento, mantendo o objetivo de orientar a mente e o corpo. [45]Em todo o mundo, a participação no ioga aumentou drasticamente e foram efectuados numerosos estudos de investigação para provar os efeitos positivos do ioga.[6] Dada a crescente popularidade do ioga como forma de exercício, é necessário determinar os seus efeitos fisiológicos e até que ponto pode ser utilizado para melhorar ou manter a aptidão física.[7] O ioga, tal como descrito por Pantanjali nos Yoga Sutras, é um caminho de oito ramos e inclui *yamas* (restrições éticas), *niyamas* (comportamentos morais), *asana* (posturas), *pranayama* (controlo da respiração), *pratyahara* (afastamento dos sentidos), *dharana* (concentração), *dhyana* (meditação) e *samadhi* (iluminação). [89]A prática de asanas e pranayamas tem uma influência positiva em áreas da saúde como a locomoção através do sistema músculo-esquelético, o fornecimento de oxigénio através do sistema cardiopulmonar, a transmissão de impulsos através do sistema nervoso, a regulação hormonal através do sistema endócrino e também na saúde mental para melhorar a coordenação do corpo e da mente.[10]Asana é um estado de ser no qual se pode permanecer física e mentalmente estável, calmo, quieto e confortável. Nas escrituras iogues, diz-se que existiam originalmente 8.400.000 asanas, representando as 8.400.000 encarnações pelas quais cada pessoa deve passar antes de atingir a libertação.[11] Tal como acontece com os exercícios, existem diferentes formas de executar os asanas, consoante as necessidades do indivíduo, quer sejam estáticos ou dinâmicos. Os exercícios dinâmicos consistem em movimentos energéticos do corpo. Têm por objetivo aumentar a flexibilidade, melhorar a circulação, reforçar os músculos e as articulações, fortalecer os pulmões e melhorar as funções digestivas e excretoras. Os exercícios estáticos são efectuados por praticantes experientes. Têm um efeito subtil e poderoso sobre o corpo prânico e mental. São especificamente concebidos para acalmar a mente. Cada asana tem um benefício específico em termos de reabilitação cardíaca e neuromuscular.[12]O Surya Namaskar é um exercício transmitido pelos sábios da época védica. Na literatura sânscrita, *Surya* significa sol, e a palavra *Namaskara* significa saudação. Por isso, o exercício é conhecido como *Suryanamaskar* ou "Saudação ao Sol".[13] A origem do *Suryanamaskar* é mencionada no Rig Veda, uma antiga escritura védica. [14]

A sequência de movimentos e posturas em SN pode ser praticada em diferentes níveis de consciência, desde exercícios físicos em diferentes estilos até um sadhan completo que inclui asana, pranayama, mantra e meditação dos chakras. Na tradição moderna do ioga, os defensores do Surya Namaskara preferem praticá-lo ao nascer do sol, que é considerado a altura do dia mais favorável do ponto de vista espiritual.[15] O Suryanamaskar consiste nos três elementos: forma, energia e ritmo.

Suryanamaskar é uma série de doze posturas. As asanas alternadas de flexão para trás e para a frente aumentam a flexibilidade e esticam a coluna vertebral e os membros até à sua amplitude máxima de movimento. As doze posturas do Suryanamaskar, segundo a Escola de Ioga de Bihar, são: *Pranamasana, Hasta Uttanasana, Padahastasana, Ashwa sanchalanasana, Parvatasana, Ashtanga Namaskarasana, Bhujangasana, Parvatasana,*

Ashwa sanchalanasana, Padahastasana, Hasta Uttanasana e Pranamasana, que estimulam os 12 chakras, nomeadamente Anahata Chakra, Vishuddhi Chakra, Swadhishthana Chakra, Ajna Chakra, Vishuddhi Chakra, Manipura Chakra, Swadhisthana Chakra, Vishuddhi Chakra, Ajna Chakra, Swadhisthana Chakra, Vishuddhi Chakra e Anahata Chakra, respetivamente. Os mantras são combinações de sons que se diz terem um certo efeito sobre a mente e o seu funcionamento. Todos os anos, o sol passa por doze fases diferentes, conhecidas como rashis na astrologia hindu, que têm humores específicos. Estes doze nomes formam os doze mantras solares, que devem ser repetidos mentalmente na sua respectiva ordem enquanto se praticam os doze movimentos de Suryanamaskar. Os mantras solares são:*Om Mitraya Namaha* (saudação ao amigo de todos), *Om Ravaye Namaha* (saudação ao que brilha), *Om Suryaya Namaha* (saudação àquele que cria atividade), *Om Bhanave Namaha* (saudação àquele que ilumina), *Om Khagaya Namah* (saudação àquele que se move através do céu), *Om Pushne Namaha* (saudação ao doador de força e alimento), *Om Hiranya Garbhaya Namaha* (saudação ao eu cósmico dourado), *Om Marichaya Namaha* (saudação aos raios do sol), *Om Adityaya Namaha* (saudação ao filho de Aditi), *Om Savitre Namaha* (saudação ao poder energizante do sol), *Om Arkaya Namaha* (saudação àquele que pode ser louvado) e *Om Bhaskaraya Namaha* (saudação àquele que conduz à iluminação).Como alternativa aos doze nomes do sol, existe uma série de bija mantras ou sílabas semente. Os bija mantras são sons evocativos que evocam vibrações energéticas muito poderosas na mente e no corpo. Os bija mantras são: *Om Hram, Om Hrim, Om Hroom, Om Hraim, Om Hraum, Om Hraha. Os* seis bija mantras são repetidos quatro vezes durante uma ronda completa de suryanamskar.[16]A variabilidade da frequência cardíaca (VFC) é a variação instantânea do ritmo cardíaco devido a influências autonómicas no nó sinusal-atrial. Uma baixa VFC indica uma elevada atividade autonómica simpática e uma baixa atividade autonómica parassimpática (vagal) e é um preditor comprovado de morte cardíaca e mortalidade, especialmente em doentes após enfarte do miocárdio.[17] É o teste não invasivo mais fiável para a avaliação quantitativa das respostas autonómicas cardiovasculares e fornece um mapa dinâmico da interação entre os sistemas nervosos simpático e parassimpático.[18] Estudos epidemiológicos têm demonstrado consistentemente que o stress crónico relacionado com o trabalho pode aumentar o risco de doenças cardio-metabólicas até 50%. Esta ligação entre o stress e a doença é influenciada por um desequilíbrio autonómico que envolve um sistema nervoso simpático (SNS) hiperativo ou desregulado e o eixo hipotálamo-pituitária-adrenal (HPA). A insuficiência cardíaca crónica está associada a uma disfunção autonómica, que pode ser quantificada através da medição da VFC.[19] Pesquisas recentes com a intervenção yogue de respiração alternada yogue (ANYB) sugerem um aumento da atividade vagal, o que pode ter contribuído para a diminuição da pressão arterial e alterações na VFC.[20] A prática regular de yoga reduz a hiperreactividade cardiovascular, sendo por isso muito benéfica para a sociedade e importante na redução dos riscos de muitas doenças, especialmente as relacionadas com o stress.[21] O presente estudo tem como objetivo avaliar o efeito imediato das rondas lentas e rápidas de Suryanamaskar nas funções autonómicas de voluntários saudáveis, com base em evidências clínicas científicas. Embora existam muitas evidências relacionadas com o Suryanamaskar e os seus efeitos fisiológicos e a atividade cardíaca, não existe nenhum estudo científico sobre o efeito imediato das práticas lentas e rápidas de Suryanamaskar nas funções autonómicas. É importante compreender os mecanismos subjacentes antes de o aplicar terapeuticamente.

CAPÍTULO 2 Panorama da literatura

Introdução

Suryanamaskar (SN) é uma combinação sequencial de posturas de ioga executadas de forma dinâmica com manobras de respiração profunda.[22] Consiste em doze posturas com alternância de curvas para a frente e para trás. A prática de doze posturas consecutivas constitui uma ronda de prática.[23] O SN é também uma forma ideal de exercício aeróbico com alongamentos estáticos e movimentos musculares dinâmicos que envolvem todas as articulações principais.[24]

Suryanamaskar rápido (FSN)

A FSN é uma sequência rápida de diferentes posturas envolvendo todos os principais grupos musculares que são sujeitos a contração e relaxamento rítmicos, semelhante a um programa desportivo. Nas rondas rápidas de FSN, as 12 posturas são executadas em 2 minutos, e quinze rondas são completadas em 30-40 minutos. Isto pode levar a um aumento do retorno venoso, o que pode resultar num aumento do volume sistólico e da pressão sistólica. O aumento da pressão sistólica no grupo FSN pode, portanto, ser atribuído a alterações fisiológicas adaptativas.

Os efeitos do FSN são semelhantes aos do treino físico aeróbico, que aumenta a resistência e a força muscular.[27]

Suryanamaskar lento (SSN)

No SSN, todas as 12 posturas foram mantidas durante 30 segundos. Foram necessários 6 minutos para completar uma ronda, e cinco rondas foram completadas em 30-40 minutos.

A pressão diastólica após o exercício é mais baixa no grupo SSN. O determinante mais importante da pressão diastólica é a resistência vascular periférica/tónus, que é modulada pelo tónus simpático. A diminuição da resistência periférica é devida à diminuição do tónus simpático. Estas alterações contribuem para um aumento significativo da pressão de pulso nos participantes da SSN, indicando uma melhor perfusão dos tecidos. Os efeitos da SSN são semelhantes aos do treino de ioga, com uma diminuição dos parâmetros cardiovasculares para valores normais mais baixos.[27]

Suryanamaskar dinâmico (DSN)

O Surya Namaskar Dinâmico (DSN) é uma variação da prática do SN em que uma ronda de Surya Namaskar é efectuada em 7,5 a 8 segundos, ou seja, 40 rondas em cinco minutos. A prática do DSN aumenta a resistência respiratória, a força explosiva e a flexibilidade. Uma prática de seis semanas de DSN mostra que o efeito se mantém durante quinze dias, mesmo após uma interrupção da prática, e diminui gradualmente após uma interrupção de quatro semanas.[25]

Efeitos fisiológicos de Suryanamaskar

Numerosos estudos científicos registaram alterações fisiológicas positivas após um treino de ioga de curta e longa duração.

Num estudo de grupo único, foi demonstrada uma melhoria significativa nas variáveis fisiológicas, como a flexibilidade e a mobilidade, num grupo etário de 14 a 16 anos, após 6 semanas de prática de SN.[26]

Um estudo que comparou os efeitos fisiológicos da SN lenta e rápida durante um período de 6 meses mostra alterações positivas nas seguintes funções.

1. Função pulmonar: A força dos principais músculos respiratórios aumenta, levando a uma melhoria significativa da capacidade vital forçada (CVF), do volume expiratório forçado (VEF) e da taxa de fluxo expiratório máximo (PFE), pelo que pode ser recomendado para melhorar a função respiratória em crianças e adolescentes.
2. Pressão respiratória: O treino de SN, que envolve a contração e expansão isométrica da parede torácica, melhora a força dos músculos expiratórios, dos músculos inalatórios e dos músculos intercostais, aumentando assim a pressão inspiratória máxima (PImáx) no grupo FSN e a pressão expiratória máxima (PEmáx) no grupo SSN.
3. Força e resistência de preensão manual: A força isométrica de preensão manual (FPI) e a resistência de preensão manual (RPM) aumentaram significativamente no grupo FSN em comparação com o grupo SSN.
4. Parâmetros cardiovasculares em repouso: No grupo SSN, os parâmetros cardiovasculares como a pressão diastólica, a pressão média (PM), o produto taxa-pressão (RPP) e o duplo produto (Do P) diminuem, enquanto aumentam no grupo FSN. Isto pode dever-se a um estado de espírito relaxado, que leva a uma redução do tónus simpático e da resistência periférica.
   A RPP e a Do P são medidas indirectas do consumo de oxigénio cardíaco e do trabalho realizado pelo coração. Ambos mostraram uma tendência para um aumento do FSN e uma diminuição do SSN.[27]

A saudação ao sol tem o potencial de melhorar de forma óptima a força muscular, a resistência física geral e a composição corporal em pessoas saudáveis. Estes componentes, por sua vez, melhoram a aptidão física do indivíduo. É geralmente assumido que o treino de resistência, que melhora a força muscular, e os exercícios aeróbicos, que melhoram a resistência corporal e a composição corporal, são os componentes essenciais de um programa de fitness. Por conseguinte, a saudação ao sol é uma alternativa mais simples e menos morosa para melhorar a força, a composição corporal e a resistência geral do corpo.[28]

A prática do Suryanamaskar também pode ser recomendada para melhorar a eficiência cardiorrespiratória em doentes e pessoas saudáveis.[29] Outro estudo comparativo sobre a resposta cardiorrespiratória entre o Suryanamaskar e o exercício de bicicleta mostrou que o stress cardiorrespiratório é menor no SN do que no BE.[30] A resposta cardiovascular ao exercício depende de vários factores, nomeadamente o tipo de exercício realizado, ou seja, isométrico ou isotónico, o tamanho da massa muscular ativa envolvida, a intensidade da contração muscular e a duração do exercício.[31,32, 33] O exercício de 10 ciclos de SN durante 20 minutos melhora a eficácia cardiovascular, melhorando o equilíbrio vagosimpático.[34] Mesmo 45 dias de treino de Suryanamaskar mostram uma alteração significativa dos parâmetros cardíacos e respiratórios, nomeadamente um aumento da pressão arterial sistólica, da PEFR e da FVC e uma diminuição da RR, da FC e da pressão arterial diastólica.[35]

O Surya Namaskar fortalece o sistema nervoso através do alongamento e flexão da coluna vertebral e regula os sistemas nervosos simpático e parassimpático. Controla a atividade do útero e dos ovários, aumenta a flexibilidade da coluna vertebral e da cintura, o que ajuda a reduzir as dores musculares, abdominais e nas costas e regula o ciclo menstrual. A alternância entre a contração e o relaxamento dos músculos abdominais fortalece os órgãos abdominais e o sistema digestivo e melhora o seu funcionamento. Também refresca a pele e melhora a tez.[36]

O Suryanamaskar é um exercício físico moderado que está associado à respiração e queima calorias de forma moderada, sem cansar ou esgotar. Como se trata de um exercício isotónico, não aumenta a tensão mas aumenta a taxa metabólica. Os alongamentos dinâmicos para a frente e para trás e as mudanças rítmicas de pressão positiva e negativa nas vísceras estimulam vários vicerorreceptores. Mobiliza a gordura armazenada ou acumulada, aumentando a circulação sanguínea. Por conseguinte, um mês de prática regular de Surya Namaskara conduz à perda de peso em indivíduos com excesso de peso.[37] Uma prática de 30 minutos de quatro rondas de SN promove a gestão do peso e melhora a aptidão cardio-respiratória.[38]

Foi realizado um estudo para analisar o movimento da Saudação ao Sol durante a transição de cada uma das 10 posturas, utilizando uma combinação de magnetómetros, acelerómetros e giroscópios para medir a inclinação e a aceleração do corpo ao longo dos três eixos. O estudo mostra que o valor da componente gravitacional da aceleração varia à medida que o corpo transita de uma postura para outra e, portanto, ajuda-nos a compreender a posição do corpo em relação aos eixos de inércia. Por outro lado, o valor da componente cinemática da aceleração depende da uniformidade do movimento e, por conseguinte, ajuda-nos a analisar a graciosidade.[39]

Após 6 meses de prática combinada de Pranayama e Suryanamaskar, observou-se um aumento significativo do VEF1 (volume expiratório forçado em 1 segundo) / CVF (capacidade vital forçada), do VEF3 (volume expiratório forçado em 3 segundos) e do FEF25-75%. Durante o pranayama, a flexibilidade do sistema torácico pulmonar aumenta e a resistência das vias aéreas diminui, tornando a expiração forçada mais eficiente. O movimento eficiente do diafragma também leva a uma melhoria das capacidades de FEV e FVC quando pranayama e suryanamaskar são combinados. O alongamento dos fibroblastos pulmonares contribui provavelmente para o desenvolvimento da

atividade cerebral mais lenta e a mudança autonómica parassimpática em ondas lentas

exercícios de respiração profunda.[40]

O Suryanamaskar conduz igualmente a estados de relaxamento (estados R) como a calma mental, a serenidade/paz, o repouso e o frescor, o vigor e a consciência e a alegria e reduz a sonolência, o stress somático, a preocupação e as emoções negativas.

Os chakras são considerados o ponto ou a junção da energia metafísica e biofísica do corpo humano. O Suryanamaskar é uma das práticas de ioga mais importantes, cuja prática abre os chakras, o ponto de foco, e produz os efeitos positivos que tornam o corpo saudável. Durante a execução de Namaskarasana, a vibração da frequência ou energia presente na aura que rodeia o nosso corpo aproxima-se da frequência energética em que *o Anahata Chakra* absorve energia e, por isso, é estimulado e evoca a sua resposta positiva. *Hastauthanasana* estimula a circulação sanguínea e o *Vishuddhi Chakra. Padhastasana* ativa o plexo solar e o *Manipura Chakra. Ashvasanchalana* estimula os órgãos digestivos e equilibra o *Anahata Chakra* e o *Manipura Chakra. Parvatasana* regula o sistema nervoso e estimula o *Chakra Sahasrara. Ashtangamadipadasana* e *Bhujangasana equilibram* o *Chakra Swadishthana.*[42]

Variabilidade da frequência cardíaca (VFC)

A variabilidade da frequência cardíaca fornece informações sobre o estado funcional do sistema nervoso autónomo (SNA). [43]A variabilidade da frequência cardíaca é uma medida não invasiva da contribuição autonómica para a frequência cardíaca que tem sido utilizada com sucesso para estimar a modulação do tónus autonómico. [4445]Em 1965, Hon e Lee demonstraram a relevância clínica da VFC. Verificaram que o sofrimento fetal era precedido por alterações nos intervalos entre batimentos antes de ocorrer qualquer alteração significativa na frequência cardíaca propriamente dita. [46]Em 1970, Ewing et al. inventaram uma série de testes simples para medir a diferença RR a curto prazo à cabeceira do doente para detetar a neuropatia autonómica nos diabéticos. [47]Em 1977, Wolf et al. demonstraram o risco de mortalidade após enfarte do miocárdio com uma VFC reduzida. [48]Em 1981, Akselrod et al. introduziram a análise espetral de potência das flutuações da frequência cardíaca para avaliar quantitativamente o controlo batimento a batimento do sistema cardiovascular.Em 1985, Pomeranz M et al. demonstraram a importância da análise do domínio da frequência para compreender o contexto autonómico das flutuações dos intervalos RR no registo da frequência cardíaca.[49,50] A importância clínica da VFC foi reconhecida no final dos anos 80, quando se confirmou que a VFC é um preditor forte e independente da mortalidade após um enfarte agudo do miocárdio.[51,52,53] Com a disponibilidade de novos dispositivos digitais de registo de ECG multicanal de 24 horas de alta frequência, a VFC tem o potencial de fornecer informações adicionais valiosas sobre condições fisiológicas e patológicas e melhorar a estratificação do risco.[88]Num estudo, Jalife J et al. mostraram que, embora o automatismo do coração seja inerente a diferentes tecidos de pacemaker, a frequência cardíaca e o ritmo cardíaco estão em grande parte sob o controlo do sistema nervoso autónomo.[54]As flutuações do intervalo RR em repouso representam um ajuste fino dos mecanismos de controlo batimento a batimento.[55, 56] Estimulação vagal aferente leva à excitação reflexa da atividade eferente vagal e à inibição da atividade eferente simpática.[57] Os efeitos reflexos opostos são mediados pela estimulação da atividade simpática aferente.[58] A atividade eferente vagal parece ser inibida "tonicamente" pela atividade eferente simpática cardíaca. [59]

Métodos no domínio do tempo

As flutuações da frequência cardíaca podem ser avaliadas através de vários métodos. Talvez o método mais simples seja no domínio do tempo. Estes métodos são utilizados para determinar a frequência cardíaca num determinado momento ou os intervalos entre complexos normais sucessivos. Num registo eletrocardiográfico (ECG) contínuo, cada complexo QRS é registado e são determinados os chamados intervalos normal-normal (NN) ou a frequência cardíaca. As variáveis simples do domínio do tempo que podem ser calculadas incluem o intervalo NN médio, a frequência cardíaca média, a diferença entre o intervalo NN mais longo e o mais curto, a diferença entre as frequências cardíacas nocturna e diurna, etc. As medidas mais utilizadas derivadas das diferenças de intervalos incluem RMSSD, a raiz quadrada das diferenças médias quadráticas de intervalos NN consecutivos, NN50, o número de diferenças de intervalos NN consecutivos superiores a 50 ms, e pNN50, a fração obtida dividindo NN50 pelo número total de intervalos NN. Todas essas medidas de variação de curto prazo estimam variações de alta frequência na frequência cardíaca e, portanto, são altamente correlacionadas.[60]

Outros parâmetros definidos no domínio temporal da HRV são enumerados a seguir.

Tabela 1: Medições selecionadas da VFC no domínio do tempo.

Variable	Units	Description
SDNN	ms	Standard deviation of all NN intervals
SDANN	Ms	Standard deviation of the averages of NN intervals in all 5-minute segments of the entire recording
RMSSD	ms	The square root of the mean of the sum of the squares of differences between adjacent NN intervals
SDNN index	ms	Mean of the standard deviations of all NN intervals for all 5-minute segments of the entire recording
SDSD	Ms	Standard deviation of differences between adjacent NN intervals
NN50 count		Number of pairs of adjacent NN intervals differing by more than 50 ms in the entire recording.
pNN50	%	NN50 count divided by the total number of all NN intervals

Análise na gama de frequências

[61]No domínio da frequência, a análise espetral da VFC mostra três gamas de frequência diferentes na modulação da frequência cardíaca nos seres humanos. O padrão espetral típico em condições normais mostra a presença de três bandas de frequência: uma banda de frequência muito baixa (VLF) de 0,00 a 0,03 Hz, uma banda de baixa frequência (LF) de 0,03 a 0,15 Hz e uma banda de alta frequência (HF) na região respiratória que é geralmente superior a 0,15 Hz. A força do componente LF parece estar relacionada com a atividade vagal e simpática (o componente LF aumenta com qualquer forma de estimulação simpática), enquanto a gama de componentes de alta frequência (HF) fornece um índice quantitativo da influência da respiração no sinal ECG e pode estar relacionada com a atividade vagal. [62]Assim, a relação LF/HF é um importante marcador da modulação simpática ou do

equilíbrio simpato-vagal no controlo da variabilidade da frequência cardíaca. Os sinais fisiológicos flutuam frequentemente de forma complexa e irregular. A análise de estatísticas lineares, como médias, medidas de variabilidade e espectros desses sinais, geralmente não aborda diretamente a sua complexidade e pode, por conseguinte, perder informações potencialmente úteis. Uma vez que o mecanismo subjacente ao controlo da frequência cardíaca é principalmente não linear, a utilização de técnicas não lineares parece adequada.[63, 64] Foi demonstrado que a variabilidade da frequência cardíaca é dependente do sexo. A variabilidade da frequência cardíaca é mais elevada em mulheres jovens e idosas fisicamente activas.[65, 66] Hisako et al. investigaram a redução da VFC em novos eventos cardíacos. Emese *et al.* demonstraram que a variabilidade da frequência cardíaca em recém-nascidos acordados é menor nos rapazes do que nas raparigas.[67] Hendrik *et al.* analisaram a variação da frequência cardíaca em indivíduos saudáveis com idades compreendidas entre os 20 e os 70 anos e verificaram que a VFC diminui com a idade e que a variação é maior nas mulheres do que nos homens.[68] *Galeev et al.* analisaram a variação da frequência cardíaca em indivíduos saudáveis com idades entre os 6 e os 16 anos e observaram uma variação estatística e relacionada com a frequência com a idade e o género.[69]

Tabela 2: Medições selecionadas da gama de frequências da HRV

Variable	Units	Description	Frequency Range
5-min total power	ms2	The variance of NN intervals over the temporal segment	≈≤0.4 Hz
VLF	ms2	Power in VLF range	≤0.04 Hz
LF	ms2	Power in LF range	0.04-0.15 Hz
LF norm	Nu	LF power in normalized units LF/(total power−VLF)×100	
HF	ms2	Power in HF range	0.15-0.4 Hz
HF norm	Nu	HF power in normalized units HF/(total power−VLF)×100	
LF/HF		Ratio LF [ms2]/HF[ms2]	

Yoga e variabilidade da frequência cardíaca

Um estudo sobre os efeitos de uma prática de Hatha ioga de 8 semanas mostrou uma melhoria significativa na VFC, sugerindo um aumento do tónus vagal e uma diminuição da atividade simpática.[70] Em 2010, *Telles et al.* concluíram que um programa de hatha yoga de oito semanas conduz a uma melhoria da componente de potência da FC e a uma redução do rácio LF/HF (baixa frequência/alta frequência), indicando uma mudança para a dominância vagal.[71]

Em 2007, Kerstin Khattab *et al.* concluíram que 90 minutos de programa de ioga B.K.S. Iyengar, uma vez por semana, em 11 praticantes de ioga saudáveis, resultaram em alterações significativas nos parâmetros da VFC, ou seja, no intervalo RR médio, em comparação com o placebo e o grupo de controlo. Os resultados acima referidos estão relacionados com o aumento da modulação vagal cardíaca e podem ser uma intervenção adequada para programas de reabilitação cardíaca.[72]

O Isha Yoga é um conjunto de práticas de ioga, como o *Surya Namaskar*, 16 tipos de *asanas, Sakthi chalana Kriya, Shambhavi Maha Mudra* e meditação Shoonya, desenvolvido por Sadhguru, um iogue, místico e filantropo. Os praticantes de Isha yoga mostraram uma atividade positiva equilibrada dos eferentes vagais, um aumento global da VFC e um equilíbrio simpato-vagal em comparação com os não praticantes de yoga em posição supina e respiração profunda.[73]

A variabilidade da frequência cardíaca em repouso (VFC) é uma medida da modulação do sistema nervoso autónomo (SNA) em repouso. O aumento da VFC conseguido através do exercício físico é benéfico para a saúde cardiovascular. Um estudo prospetivo que comparou os efeitos do exercício de ioga e da natação na VFC em repouso revelou uma melhoria significativa em ambas as modalidades de exercício. No entanto, alguns dos parâmetros da VFC registaram uma melhoria estatisticamente superior com o ioga em comparação com [74]
Natação.

[75]Os exercícios de ioga, especialmente o *pranayama,* melhoram as funções cardio-respiratórias e alteram o estado autonómico, conduzindo a uma redução significativa da frequência cardíaca basal e da pressão arterial.[76] Um estudo de intervenção mostrou os efeitos positivos da prática regular de pranayama e meditação a curto prazo (15 dias) nas funções cardiovasculares (redução da frequência cardíaca em repouso, da pressão arterial sistólica, da pressão arterial diastólica e da pressão arterial média), independentemente da idade, do sexo e do IMC em indivíduos saudáveis.[77]

As alterações na variabilidade da frequência cardíaca durante a respiração de ioga de alta frequência e a consciência da respiração foram estabelecidas e mostram que um minuto de respiração de ioga de alta frequência (HFYB) reduz a modulação parassimpática durante e após a HFYB e aumenta a modulação simpática com modulação parassimpática reduzida durante e após a consciência da respiração.[78] Em 1994, Shirley Telles *et al.* verificaram que respirar pela narina direita aumentava o consumo de oxigénio devido ao aumento da descarga simpática na medula suprarrenal e que a narina esquerda aumentava a resistência galvânica volar da pele devido à diminuição da atividade simpática na glândula sudorípara. Estes resultados sugerem que a respiração selectiva através de uma narina pode ter um efeito acentuado de ativação ou relaxamento do sistema nervoso simpático.[79]

Upadhay *et al.* realizaram um estudo em 2008 sobre os parâmetros cardio-respiratórios registados antes e depois de um programa de treino de ioga de 4 semanas e verificaram um aumento significativo da taxa de fluxo expiratório máximo (PEFR L/min) e da frequência de pulso.

Pressão arterial. Embora a pressão arterial sistólica tenha sofrido apenas uma ligeira redução, as reduções da frequência de pulso, da frequência respiratória e da pressão arterial diastólica foram significativas. Os resultados mostram que a prática regular de *Nadishodhana Pranayama*
aumenta a atividade parassimpática.

A respiração iogue em doentes com derrame pleural foi estudada por Prakasamma *et al.* em 1984. Os resultados mostraram que os doentes que praticavam a respiração alternada apresentavam uma reexpansão mais rápida dos pulmões na maioria das medições da função pulmonar.[81] Verificou-se que a dominância parassimpática era maior após a prática da respiração alternada, pelo que esta respiração poderia ser uma terapia complementar útil para a hipertensão e a DPOC.[82]

Outro estudo realizado por Sarang Patil *et al.* sobre a variabilidade da frequência cardíaca de duas técnicas de relaxamento baseadas no ioga concluiu que, após a prática da meditação cíclica, se verifica uma diminuição da frequência baixa e do rácio entre a frequência baixa e a frequência alta, o que indica uma predominância do parassimpático.[83] O ioga reduz a perceção de stress e melhora a resposta autonómica adaptativa ao stress em mulheres grávidas saudáveis.[84]

Um estudo sobre os efeitos da meditação cíclica (MC) e do relaxamento em decúbito dorsal (SR), duas técnicas de relaxamento baseadas no ioga, na variabilidade da frequência cardíaca (VFC) mostrou que, durante as posturas de ioga da MC e após a MC, a potência de baixa frequência e o rácio entre a potência de baixa frequência e a potência de alta frequência diminuíram, enquanto a potência de alta frequência aumentou. A frequência cardíaca aumentou durante as posturas de ioga e diminuiu durante o relaxamento guiado e após o MC. Não se registou qualquer alteração na RS. Isso indica que a ativação simpática foi predominante durante as fases de postura de ioga do MC, enquanto a dominância parassimpática aumentou após o MC. [85]

Foram analisadas variáveis autonómicas e respiratórias em voluntários saudáveis do sexo masculino durante quatro estados mentais: pensamento aleatório (*chanchalata*), concentração não meditativa (*ekagrata*), concentração meditativa (*dharana*) e meditação sem esforço (*dhyana*). As maiores alterações foram observadas nas variáveis autonómicas e na frequência respiratória durante o estado de meditação sem esforço (dhyana). Todas as alterações foram indicativas de uma diminuição da atividade simpática e/ou de um aumento da modulação vagal. Durante o Dharana, registou-se um aumento da resistência da pele. As alterações da VFC durante *Ekagrata* e *Chanchalata* foram inconclusivas.[86]

CAPÍTULO 3 Metodologia

Tópicos:

Foram examinados 52 indivíduos do sexo masculino e feminino, com idades compreendidas entre os 18 e os 27 anos, provenientes da população em geral, dos quais 40 pessoas que cumpriam os critérios de inclusão e exclusão participaram no estudo.

Descrição dos objectos de ensaio, incluindo a seleção das amostras:

Os participantes no estudo tinham idades e géneros equivalentes e foram recrutados na SDM Educational Society, Ujire, distrito de Karnataka. Os indivíduos foram selecionados através de exames clínicos de rotina e de critérios de inclusão e exclusão.

Critérios de inclusão e exclusão:

Critérios de inclusão

- Faixa etária de 18 a 27 anos.
- Ambos os sexos.
- Os principiantes que são capazes de realizar as posturas iogues são incluídos no estudo.
- Disponibilidade para participar no estudo.

Critérios de exclusão

- Presença de doenças como cirurgia recente, doença cardíaca, ossos partidos, dores fortes nas costas, osteoartrite da articulação do joelho e gravidez.
- Pessoas que estão sob a influência de medicamentos.
- Mulheres durante o ciclo menstrual.
- Doentes que não consentem no estudo

Estrutura do estudo:

Tipo de projeto:

Foi escolhido um estudo autocontrolado para a conceção do estudo.

Os sujeitos foram divididos num grupo par e num grupo ímpar utilizando uma tabela de números aleatórios gerada por computador. O grupo ímpar praticou o SSN na sua primeira visita ao laboratório e o FSN na sua segunda visita. O grupo par praticou o FSN na sua primeira visita ao laboratório e o SSN na sua segunda visita. Ambos os grupos foram testados na linha de base e imediatamente após a intervenção em ambos os dias.

Ilustração do plano de estudo: Figura: 1

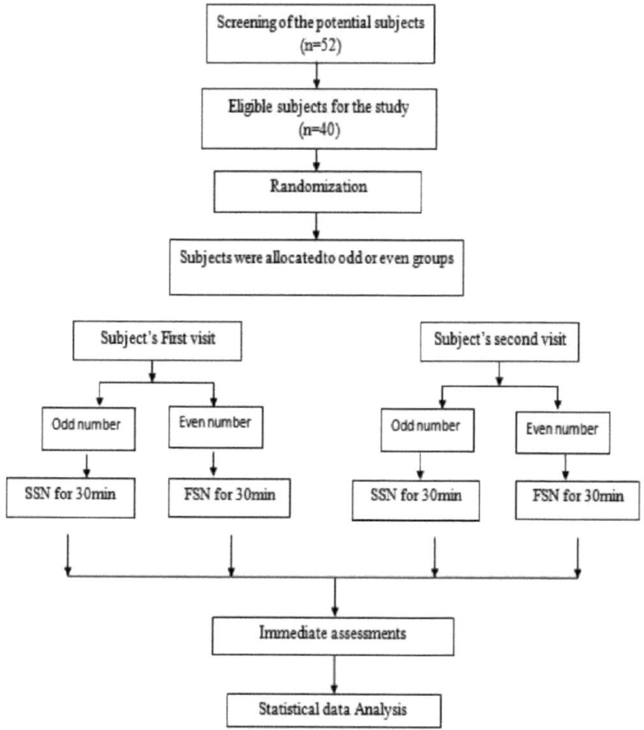

Julgamentos

As avaliações no início e imediatamente após a intervenção foram efectuadas em dois grupos.

Estado das gravações:

Os sujeitos estavam sentados numa cadeira. Os cabos de registo foram ligados ao polígrafo de quatro canais (BIOPAC, Montana, EUA; modelo n.º: BSL 4.0 MP 36) e monitorizados num circuito fechado de televisão. Os sujeitos foram instruídos para permanecerem relativamente tranquilos durante a sessão.

Variáveis analisadas

A palavra variável foi utilizada para designar "uma medida ou atributo sobre o qual são efectuadas observações".[87] No presente documento, as medidas de avaliação foram, por conseguinte, designadas por variáveis.

Variáveis autonómicas e respiratórias

Razões para analisar as variáveis autonómicas e respiratórias:

No presente estudo, as variáveis autonómicas e respiratórias medidas foram a frequência cardíaca, a variabilidade da frequência cardíaca (VFC), o respirograma, a pressão arterial e a frequência de pulso. A hipótese é que o espetro da VFC é um indicador útil da atividade simpática cardíaca (reflectida pelos valores de potência na gama de baixa frequência [LF]) e da atividade parassimpática (reflectida pelos valores de potência na gama de alta frequência [HF]).[88]

Frequência cardíaca e espetro de variabilidade da frequência cardíaca (HRV):

A variabilidade da frequência cardíaca (VFC) descreve as flutuações entre batimentos cardíacos sucessivos. Os mecanismos reguladores da VFC baseiam-se no sistema nervoso simpático e parassimpático, bem como noutros controlos, razão pela qual a VFC é utilizada como um marcador quantitativo do controlo autonómico do coração.

O eletrocardiograma [ECG] foi registado utilizando uma derivação bipolar padrão do membro II e um amplificador CA com filtro passa-alto de 1,5 Hz e filtro passa-baixo de 75 Hz (BIOPAC, Montana, EUA; Modelo n.º: BSL 4.0 MP 36). O ECG foi digitalizado utilizando um conversor analógico-digital (ADC) de 12 bits com uma taxa de amostragem de 500 Hz. As ondas R foram detectadas para obter uma série de eventos pontuais de intervalos R-R consecutivos, a partir dos quais foi calculada a série de frequência cardíaca batimento a batimento. Os dados registados foram inspeccionados visualmente offline e apenas os dados sem ruído foram incluídos na análise. A frequência cardíaca foi determinada com base na análise do intervalo RR entre batimentos.

De acordo com as diretrizes da Task Force da Sociedade Europeia de Cardiologia e da Sociedade Norte-Americana de Pacing e Eletrofisiologia, os valores para as frequências baixas e altas foram expressos em unidades normalizadas. [89]

Figura 2: Representação esquemática do ECG e da variabilidade da frequência cardíaca

(HRV)

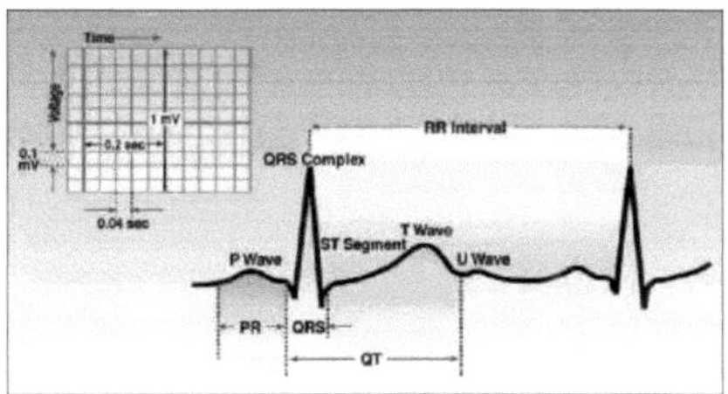

Extração de HRV a partir do ECG

Respirograma:

A respiração foi registada por meio de um transdutor de pressão volumétrica [estetógrafo] ligado ao amplificador de corrente alternada do polígrafo, cuja sensibilidade foi ajustada em função das necessidades. O estetógrafo foi fixado à volta do tronco, cerca de 8 cm abaixo do arco costal inferior, com o sujeito sentado na posição vertical.

Volume do impulso digital:

Para este registo, o transdutor foi colocado na superfície volar da falange digital do polegar esquerdo para registar o volume de pulso digital (DVP), também designado por pletismograma do dedo. A fotopletismografia fornece um registo normal e não invasivo do volume do pulso sanguíneo arterial. O fotopletismograma descreve as alterações na absorção da luz pela hemoglobina através de formas de onda. A amplitude do DVP foi registada a partir do pico das ondas de pulso em intervalos de 30 a 90 segundos e expressa em mm.

Tensão arterial:

A pressão arterial foi medida antes e depois do procedimento utilizando um esfigmomanómetro de mercúrio normal, auscultando a artéria braquial direita. A pressão sistólica foi registada como o primeiro som de batida distinto (sons de Korotkoff) e a pressão diastólica como o valor em que os sons de Korotkoff pareciam abafados.[91]

Intervenção

Suryanamaskar (Saudação ao Sol): A SN consiste numa sequência de 12 posturas executadas de forma rítmica. Começam numa posição vertical, de pé, e depois passam para curvas alternadas para a frente e para trás, interrompidas por movimentos com os quatro membros, antes de o exercício terminar numa posição vertical, de pé.

O ciclo começa com Stithi ou Pranamasana, a postura de oração.

As seguintes posturas devem ser praticadas neste estudo:

1. *Hasta Utthanasana*, a postura dos braços levantados.

2. *Padahastasana*, a pose mão-pé.

3. *Ekapada sanchalana asana*, a posição de montar.

4. *Dvipada sanchalana asana*, a pose de equilíbrio.

5. *Shashankasana*, a pose do coelho.

6. *Ashtang Namaskarasana*, a pose de saudação com oito membros ou pose do ponto.

7. *Bhujangasana*, a pose da cobra.

8. *Parvatasana*, a pose da montanha.

9. *Ekapada sanchalana asana*, a posição de montar.

10. *Padahastasana*, a pose da mão para o pé e

11. *Hasta Utthanasana*, a postura dos braços levantados

12. *Namaskarasana* e depois regresso a Stithi.[93]

Todo o processo inclui também a consciencialização da respiração.

13. .1 Surya Namaskar lento:

Os sujeitos do teste executam as SN lentamente, de modo a que cada uma das 12 posturas seja mantida durante 15 segundos. Cada ronda é completada em 3 minutos e dez rondas são completadas em 30 minutos.

14. .2 Surya Namaskar rápido:

Pede-se aos sujeitos do teste que executem as SN tão rapidamente que cada uma das 12 posturas (uma ronda) seja completada num minuto. São efectuadas trinta rondas em 30 minutos. Estes exercícios são efectuados durante a manhã.

4.1 Materiais utilizados:

- Polígrafo de canal
- Esfigmomanómetro
- Tapetes de ioga
- Cronómetro

Posturas praticadas em Suryanamaskar:

Figura: 3

Pranamasana
Hasta Utthanasana
Padahastasana
Ekapada sanchalana
Dvipada sanchalana
Shashankasana
Ashtang Namaskarasana
Bhujangasana
Parvatasana asana
Ekapada sanchalana asana
Padahastasana
Hasta Utthanasana
Pranamasana

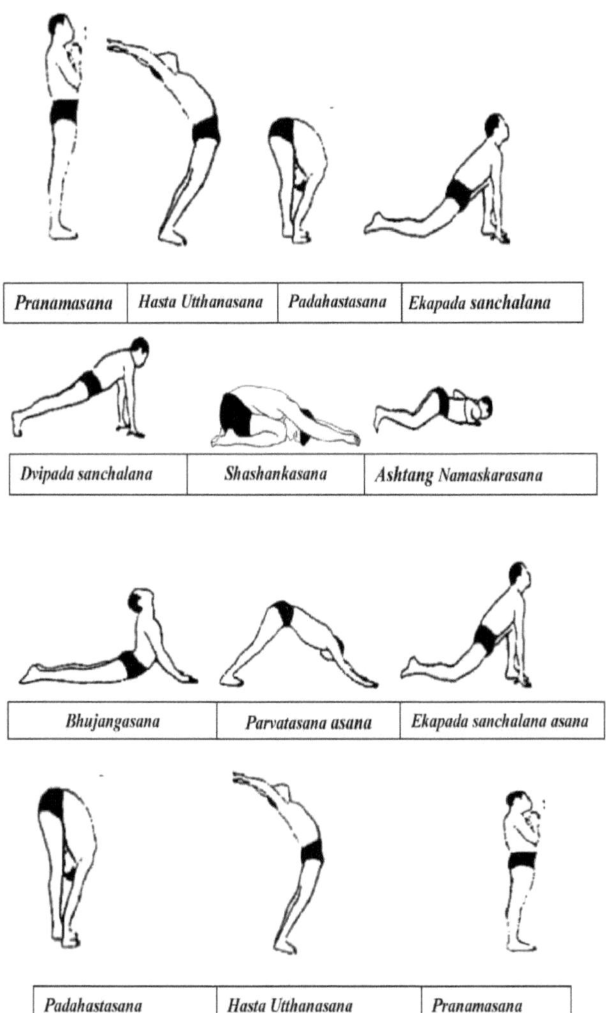

Figura 4: mostra a prática do Suryanamaskara em indivíduos saudáveis.

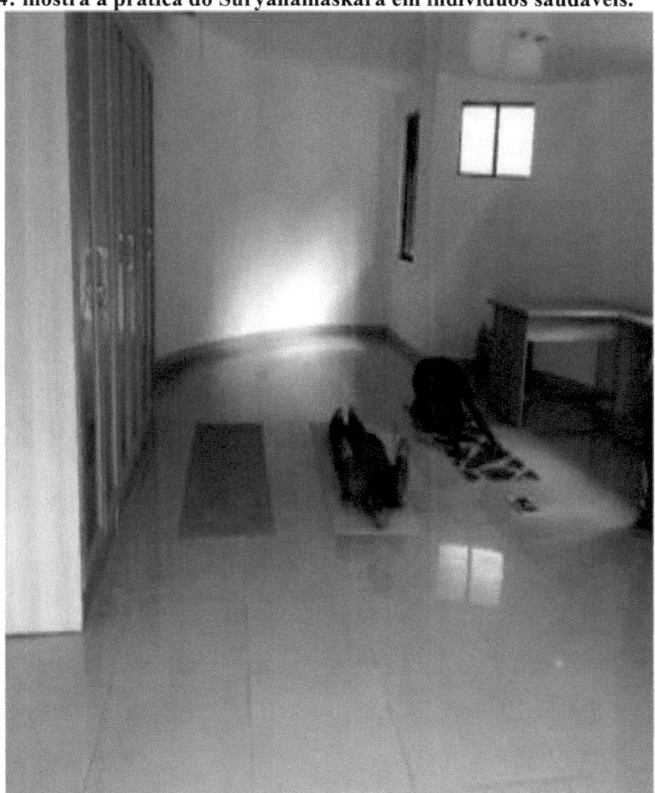

Analisar os dados:

Os dados brutos obtidos para cada sujeito em cada sessão de registo foram tabulados separadamente. As médias dos grupos ± desvio padrão foram calculadas para todas as variáveis. A análise estatística foi efectuada com recurso ao SPSS (versão 21.0). Foi utilizada uma análise de variância de medidas repetidas (ANOVA), seguida de uma análise post hoc com ajuste de Bonferroni para comparações entre as médias dos dois grupos (SSN e FSN).

CAPÍTULO 4 Resultados

Os valores médios ± DP do grupo e as alterações significativas na pressão arterial, frequência respiratória, frequência de pulso, frequência cardíaca, intervalo de frequência e intervalo de tempo da VFC são apresentados nas tabelas. A frequência de pulso, a frequência cardíaca, o intervalo de frequência e o intervalo de tempo da HRV são apresentados nas tabelas.

Os dados pré-pós de ambos os grupos foram analisados separadamente utilizando o teste t de amostras emparelhadas. Os resultados das comparações pré-pós para ambos os grupos são apresentados de seguida.

Tensão arterial:

No grupo FSN, houve um aumento significativo da pressão arterial sistólica (p<0,02) e diastólica (p<0,001). No grupo SSN, registou-se um aumento significativo da pressão arterial diastólica (p<0,001) e um aumento da pressão arterial sistólica (p>0,6), mas este não foi significativo.

Além disso, a frequência de pulso aumentou em ambos os grupos, mas aumentou significativamente no grupo FSN (p<0,001).

Frequência respiratória:

A frequência respiratória diminuiu no grupo SSN (p=0,05) e manteve-se igual no grupo FSN (p>0,9), não apresentando alterações significativas.

Frequência cardíaca e VFC:

No presente estudo, o grupo SSN apresentou um aumento significativo na frequência cardíaca média (p<0,006), enquanto que uma diminuição significativa na RR média (p<0,007), SDNN (P<0,004), RMSSD (p<0,02), NN50 (p<0,0001), pNN50 (P<0,0001) e um aumento na VLF

(P>0,1), LF (P>0,1), LF/HF (p>0,2) e uma diminuição em HF (P>0,2), que não mostrou significância.

O grupo FSN apresentou um aumento significativo na média da FC (p<0,02), VLF (P<0,05), LF (P<0,0005), LF/HF (P<0,02). Em contraste, as médias de RR (p<0,02), SDNN (P<0,0005), RMSSD (p<0,0003), NN50 (p<0,0001), pNN50 (P<0,007) e HF (p<0,0004) diminuíram significativamente.

Ao comparar os resultados de ambos os grupos, o presente estudo mostra que o FSN tem uma alta dominância simpática em comparação com o SSN.

Table 3: Alterações na pressão arterial, frequência de pulso e variáveis respiratórias em indivíduos saudáveis antes e imediatamente após o FSN; os valores são médias de grupo ± S.D.

Variables	FSN		
	Pre data	Post data	P value
	MEAN±SD	MEAN±SD	
Systolic BP	106.98±14.65	111.50±12.23	0.02*↑
Diastolic BP	69.80±10.27	73.40±8.12	0.001**↑
Pulse rate	97.44±5.70	100.09±4.65	0.001**↑
Respiratory Rate	16.35±1.21	16.35±1.11	0.9

* p ≤0.05, ** p ≤0.01, *** p ≤0.001 Note: ↑: increase; ↓: decrease

Table 4: Alterações na pressão arterial, na frequência de pulso e nas variáveis respiratórias em voluntários saudáveis antes e imediatamente após o SSN; os valores são médias de grupo ± S.D.

Variables	SSN		
	Pre data	Post data	P value
	MEAN±SD	MEAN±SD	
Systolic BP	106.70±14.89	107.40±12.92	0.64↑
Diastolic BP	69.55±10.27	71.60±9.68	0.04*↑
Pulse rate	97.39±5.73	98.83±4.61	0.07↑
Respiratory Rate	16.31±1.20	16.02±1.41	0.058↓

* p ≤0.05, ** p ≤0.01, *** p ≤0.001 Note: ↑: increase; ↓: decrease

Tabela: 5 Alterações na variabilidade da frequência cardíaca em indivíduos saudáveis antes e imediatamente após o FSN. Os valores são as médias dos grupos ± S.D.

Variables	FSN		
	Pre data	**Post data**	**P value**
	MEAN±SD	**MEAN±SD**	
RR interval	800.84±92.18	774.47±104.53	0.02*↓
SDNN	68.95±21.37	59.15±15.77	0.0005***↓
Mean HR	76.56±8.12	79.33±10.72	0.02*↑
RMSSD	57.73±24.93	49.58±27.06	0.0003***↓
NN50	104.79±51.94	64.09±38.48	0.0001***↓
PNN50	31.04±17.20	21.14±23.40	0.007**↓
VLF	34.46±14.57	39.94±15.35	0.05*↑
LF	48.82±17.71	59.71±15.79	0.0005***↑
HF	51.50±17.58	40.29±15.79	0.0004***↓
LF/HF Ratio	1.36±1.21	1.79±0.84	0.02*↑

1p<0,05, ** p<0,01, *** p<0,001 **Nota:** J: aumento; j: diminuição

p=probabilidade. sdnn=desvio padrão de todos os intervalos nn. RMSSD = raiz quadrada do valor médio da soma dos quadrados das diferenças entre intervalos NN vizinhos. Contagem NN50 = número de pares de intervalos NN vizinhos que diferem em mais de 50 ms em todo o registo.

Este valor está fortemente correlacionado com as medições na gama de frequências e é reconhecido como sendo fortemente dependente do tónus vagal. pNN50% = número de NN50 dividido pelo número total de todos os intervalos NN. VLF = Potência na faixa de VLF (<0,04 Hz). LF = Potência na faixa de baixa frequência (0,04-0,15 Hz). HF = Potência na gama de alta frequência (0,15-0,4 Hz), indica atividade vagal eferente. Rácio LF/HF = O rácio está correlacionado com o equilíbrio simpático-vagal.

Tabela: 6 Alterações na variabilidade da frequência cardíaca em indivíduos saudáveis antes e imediatamente após o SSN. Os valores são as médias dos grupos ± S.D.

Variables	SSN		
	Pre data	**Post data**	**P value**
	MEAN±SD	**MEAN±SD**	
RR interval	800.66±92.29	773.94±112.43	0.007**↓
SDNN	68.75±21.37	61.28±22.95	0.004**↓
Mean HR	76.42±8.12	79.60±11.25	0.006**↑
RMSSD	57.81±24.93	45.21±18.86	0.02*↓
NN50	104.04±52.92	74.93±54.63	0.0001***↓
PNN50	30.47±17.94	22.24±18.25	0.0001***↓
VLF	34.34±14.76	38.53±13.51	0.1↑
LF	48.73±17.81	52.95±18.20	0.18↑
HF	51.27±17.81	47.05±18.20	0.18↓
LF/HF Ratio	1.29±1.23	1.64±1.69	0.25↑

1 p<0,05, ** p<0,01, *** p<0,001 **Nota:** J: aumento; j: diminuição

p=probabilidade. sdnn=desvio padrão de todos os intervalos nn. RMSSD = raiz quadrada do valor médio da soma dos quadrados das diferenças entre intervalos NN vizinhos. Contagem NN50 = Número de pares de intervalos NN vizinhos que diferem em mais de 50 ms em todo o registo.

Este valor correlaciona-se fortemente com as medições na gama de frequências e é reconhecido como sendo fortemente dependente do tónus vagal. pNN50% = número de NN50 dividido pelo número total de todos os intervalos NN. VLF = Potência na faixa de VLF (<0,04 Hz). LF = Potência na faixa de baixa frequência (0,04-0,15 Hz). HF = Potência na gama de alta frequência (0,15-0,4 Hz), indica atividade vagal eferente. Rácio LF/HF = O rácio está correlacionado com o equilíbrio simpático-vagal.

Tabela 7: Valor do teste T para comparações entre os grupos.

Variables	FSN	SSN	T Value	P Value
	MEAN± SD	MEAN± SD		
Systolic BP	111.50±12.23	107.40±12.92	1.55	0.12
Diastolic BP	73.40±8.12	71.60±9.68	1.06	0.29
Pulse rate	100.09±4.65	98.83±4.61	1.10	0.27
Respiratory rate	16.35±1.11	16.02±1.41	1.08	0.28
RR interval	774.47±104.53	773.94±112.43	0.02	0.98
SDNN	59.15±15.77	61.28±22.95	-0.64	0.51
Mean HR	79.33±10.72	79.60±11.25	-0.25	0.80
RMSSD	49.58±27.06	45.21±18.86	-0.95	0.34
NN50	64.09±38.48	74.93±54.63	-1.28	0.20
PNN50	21.14±23.40	22.24±18.25	-0.42	0.66
VLF	39.94±15.35	38.53±13.51	0.34	0.73
LF	59.71±15.79	52.95±18.20	1.57	0.12
HF	40.29±15.79	47.05±18.20	-1.64	0.10
LF/HF Ratio	1.79±0.84	1.64±1.69	0.21	0.82

Nota: Os dados são expressos como mediana, (DP) = desvio padrão. p>0,05 significa que não há significância.

p=probabilidade. T= valor do teste T emparelhado. SDNN= desvio padrão de todos os intervalos NN. RMSSD= raiz quadrada da média da soma dos quadrados das diferenças entre intervalos NN vizinhos. Contagem NN50 = número de pares de intervalos NN vizinhos que diferem em mais de 50 ms em todo o registo. Este valor está fortemente correlacionado com as medições no domínio da frequência e é reconhecido como sendo fortemente dependente do tónus vagal. pNN50% = número de NN50 dividido pelo número total de todos os intervalos NN. VLF = Potência no intervalo VLF (<0,04 Hz). LF = Potência na faixa de baixa freqüência (0,040,15 Hz). HF = Potência na gama de alta frequência (0,15-0,4 Hz), indica atividade vagal eferente. Rácio LF/HF = O rácio está correlacionado com o equilíbrio simpático-vagal.

SBP= Systolic Blood Pressure

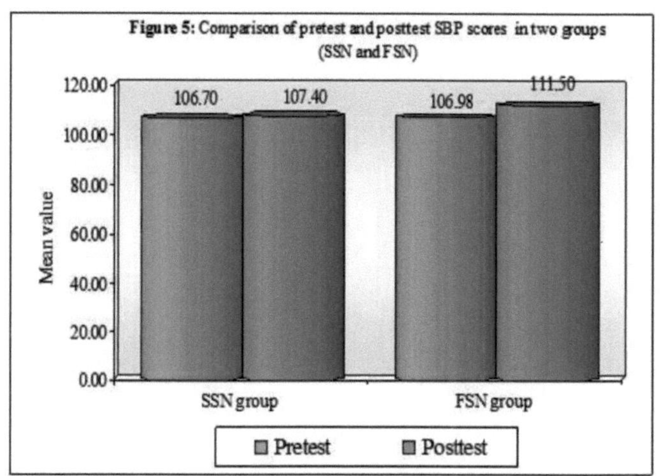

Figure 5: Comparison of pretest and posttest SBP scores in two groups (SSN and FSN)

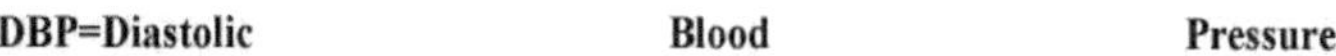

DBP=Diastolic Blood Pressure

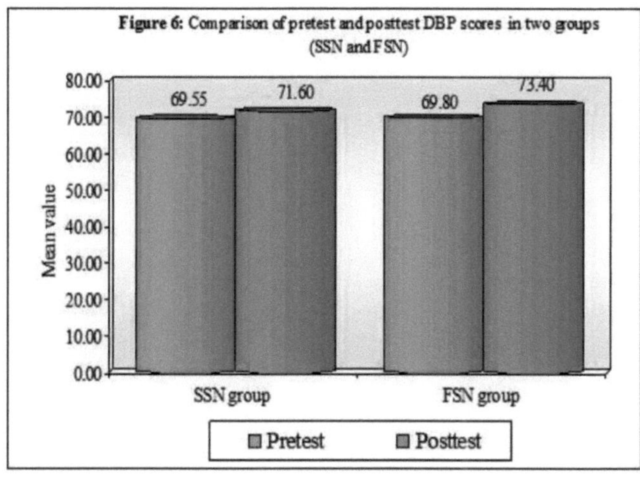

Figure 6: Comparison of pretest and posttest DBP scores in two groups (SSN and FSN)

Respiratory Rate

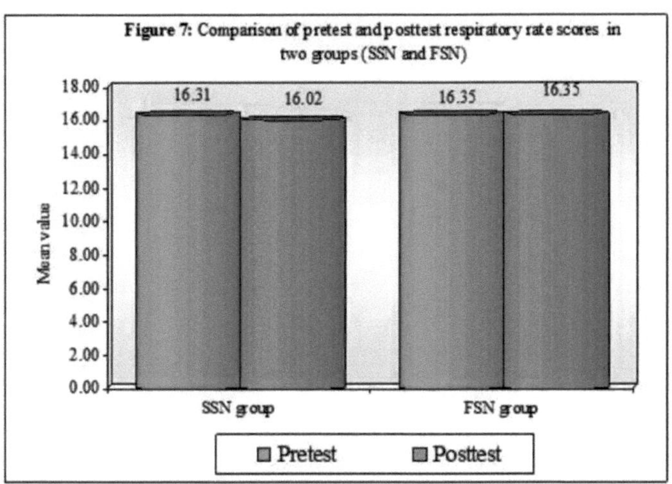

Pulse Rate

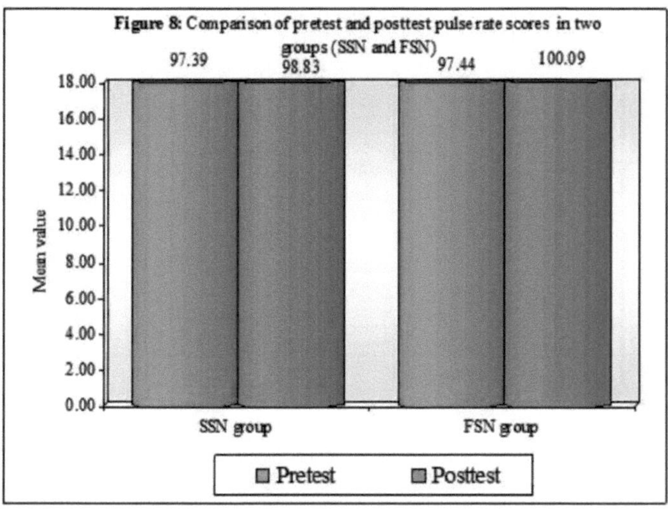

Mean RR Interval

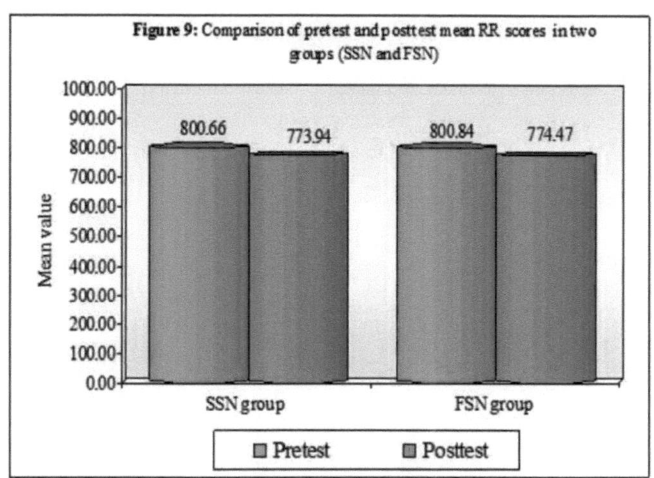

Figure 9: Comparison of pretest and posttest mean RR scores in two groups (SSN and FSN)

SDNN= Standard deviation of all NN interval

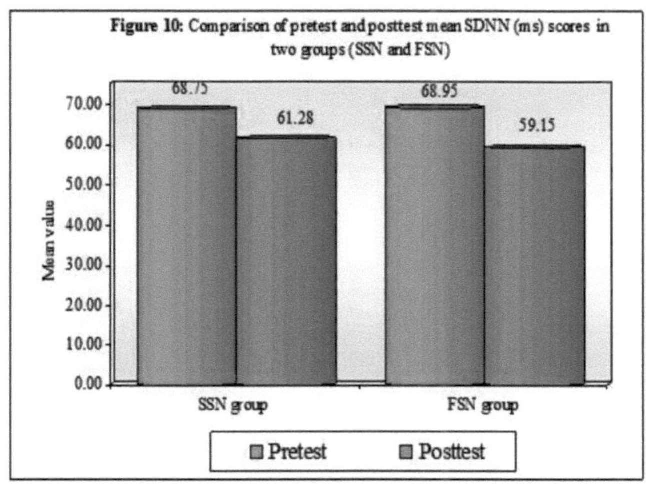

Figure 10: Comparison of pretest and posttest mean SDNN (ms) scores in two groups (SSN and FSN)

Mean HR=Mean Heart Rate

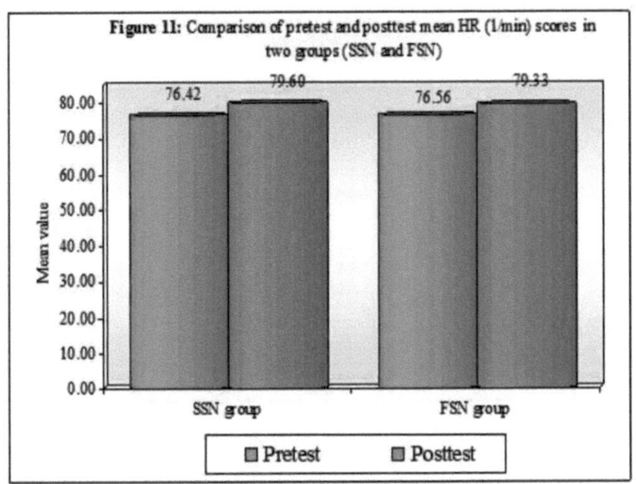

RMSSD= The square root of the mean of the sum of the squares of differences between adjacent NN intervals.

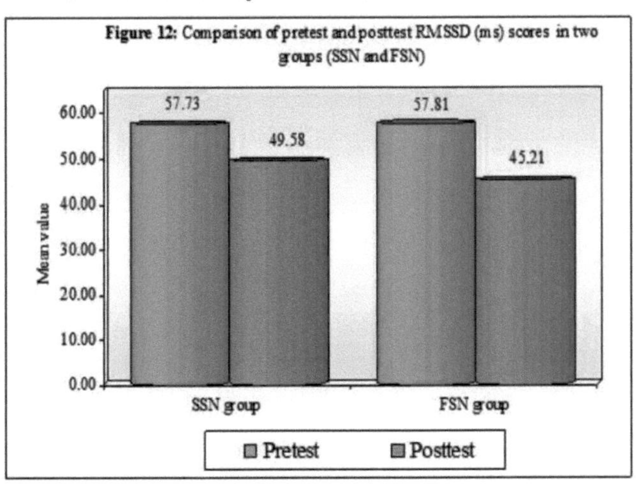

NN50= Number of pairs of adjacent NN intervals differing by more than 50 ms in the entire recording.

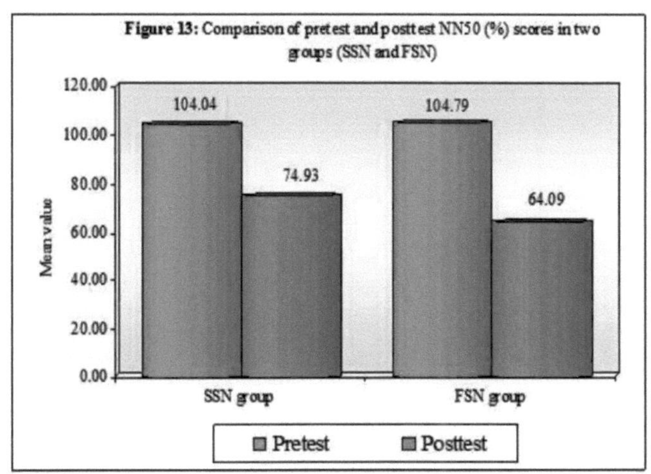

pNN50= NN50 count divided by the total number of all NN intervals.

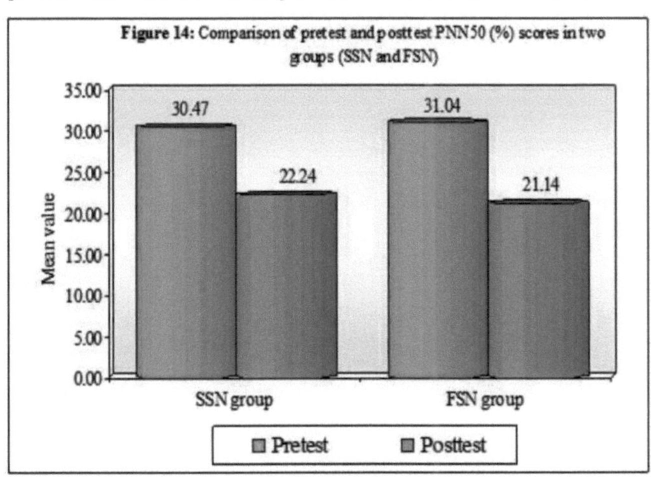

VLF= Power in Very Low Frequency range.

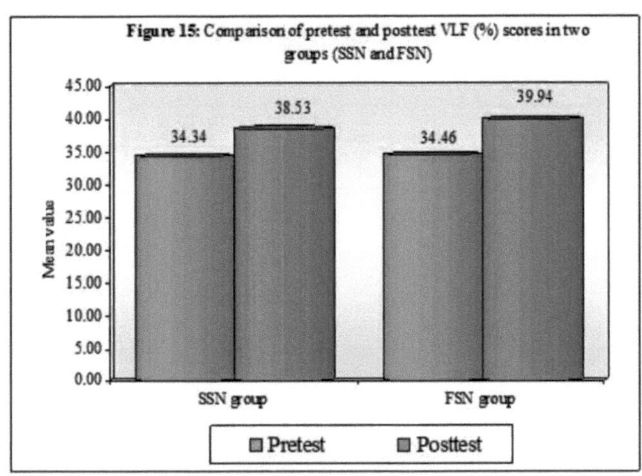

Figure 15: Comparison of pretest and posttest VLF (%) scores in two groups (SSN and FSN)

LF= Power in Low Frequency range.

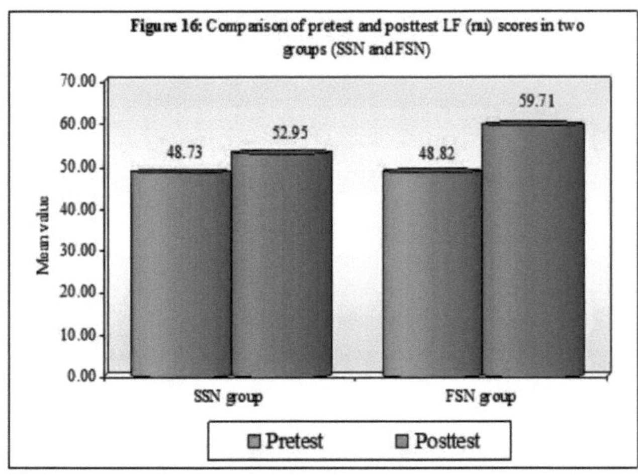

Figure 16: Comparison of pretest and posttest LF (nu) scores in two groups (SSN and FSN)

HF= Power in High Frequency range.

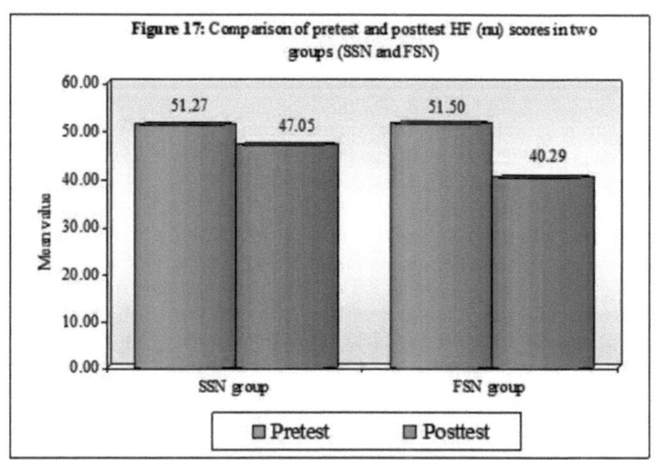

LF/HF ratio = Ratio is correlated with sympatho-vagal balance.

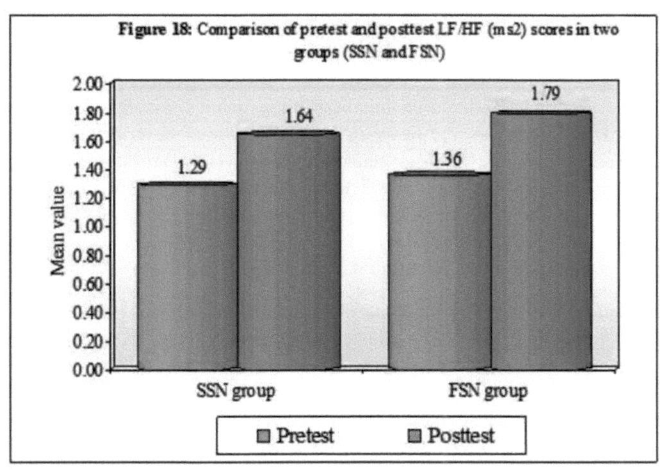

CAPÍTULO 5 Discussão

No presente estudo, foram investigados os efeitos imediatos dos grupos FSN e SSN sobre as funções autonómicas e respiratórias em novatos saudáveis. Foi demonstrado que o exercício FSN e SSN durante 30 minutos influenciou positivamente o estado autonómico e respiratório, com todas as variáveis a mostrarem uma dominância simpática estatisticamente muito significativa no grupo FSN.

Registou-se um aumento da pressão arterial e da frequência cardíaca média em ambos os grupos. Verificou-se um aumento significativo da pressão arterial sistólica ($p<0,02$), da pressão arterial diastólica ($p<0,001$) e da frequência cardíaca média ($p<0,02$) foi encontrado imediatamente após o exercício FSN, e o SSN mostrou um aumento significativo na pressão arterial diastólica ($p<0,04$) e na frequência cardíaca média ($p<0,006$) e um aumento na pressão arterial sistólica ($p>0,6$), que não foi significativo. Em repouso, um coração humano saudável bombeia cerca de 5 a 6 litros de sangue por minuto. Durante o exercício dinâmico ou extenuante, há uma retirada parassimpática e uma vasoconstrição simpática através do mecanismo baro e quimiorreflexo. Quando o corpo se torna ativo durante o exercício, o fluxo sanguíneo e o fornecimento de oxigénio aos músculos em contração são insuficientes para a taxa metabólica, estimulando os receptores químicos no músculo e excitando os nervos aferentes. A ativação destes aferentes leva a um aumento reflexo da atividade do sistema nervoso simpático e da pressão arterial, conhecido como metaboreflexo muscular.[94] Desta forma, o débito cardíaco total quadruplica num segundo, o coração bate mais depressa, aumentando a frequência cardíaca média, e o coração bombeia com mais força a cada batimento para maximizar o volume de sangue fornecido, aumentando a pressão arterial.[95] A ativação neuronal do controlo central também provoca uma diminuição da modulação parassimpática e um aumento da descarga nervosa simpática nos vasos do músculo esquelético durante contracções musculares intensas e repetitivas.[96]

O presente estudo envolve a consciencialização da respiração juntamente com a prática, o que mostrou que, após a prática do FSN, a frequência respiratória ($p>0,9$) permaneceu a mesma quando comparada com a medição inicial, mas no SSN a frequência respiratória ($p>0,58$) diminuiu, o que não mostrou qualquer significado. Os resultados mostram que a prática lenta de Suryanamaskar induz uma resposta de relaxamento através de um padrão respiratório reduzido. Os investigadores demonstraram correlações surpreendentes entre os padrões electroencefalográficos (EEG) e os padrões respiratórios. Mostraram que os padrões de respiração lenta aumentam uma onda no EEG e que o estado de consciência também pode ser influenciado pelos padrões de respiração.[97] Um estudo comparativo entre o Suryanamaskar e o exercício físico mostrou que a prática regular do Suryanamaskar melhora a função pulmonar em crianças em idade escolar.[98]

A variabilidade da frequência cardíaca (VFC) reflecte o estado de saúde do sistema nervoso autónomo, que está associado ao desempenho físico. As medidas espectrais normalizadas da variabilidade da frequência cardíaca (VFC), o nu de baixa frequência (LF) e o nu de alta frequência (HF), são frequentemente utilizadas em estudos de investigação para quantificar a modulação dos ramos simpático e parassimpático do sistema nervoso autónomo.[99] A banda VLF está relacionada com a termorregulação e é mediada pelo sistema simpático.[100] A banda LF da VFC está principalmente relacionada com a modulação simpática quando expressa em unidades normalizadas (Task Force da Sociedade Europeia de Cardiologia, 1996), ao passo que a atividade vagal eferente dá uma contribuição importante para a banda HF. O rácio LF/HF está correlacionado com o equilíbrio simpatovagal.[101] No presente estudo sobre o efeito direto da SSN e da FSN nas funções autonómicas, as gamas de frequência da variabilidade da frequência cardíaca aumentaram em ambos os grupos, mas significativamente na FSN, ou seja, VLF ($P<0,05$), LF ($P<0,0005$), LF/HF ($P<0,02$) relacionadas com a dominância simpática e HF ($p<0,0004$) relacionadas com a atividade vagal diminuíram significativamente. No SSN, VLF ($P>0,1$), LF ($P>0,1$), LF/HF ($P>0,2$) aumentaram e HF ($P>0,1$) diminuiu, o que não teve significado. Estudos anteriores mostraram que o exercício leva a um aumento de LF/HF, indicando um aumento da dominância simpática cardíaca.[102, 103] Em contraste, Stuckey *et al.* verificaram que, após um treino intervalado de sprint 60 minutos após o exercício, houve uma diminuição da FC e um aumento da LF/HF, indicando um aumento da dominância simpática e uma diminuição da modulação parassimpática.[104]

As medidas da variabilidade da frequência cardíaca (VFC) no domínio do tempo, ou seja, RMSSD, NN50, PNN50, SDNN e o intervalo R-R médio, são reconhecidas como preditores mais fortes da modulação vagal.[105] No presente estudo, todas as medidas acima, consistentes com a lógica acima, diminuíram significativamente o FSN e o SSN, mas diminuíram de forma altamente significativa o FSN, ou seja Intervalo RR ($p<0,02$), SDNN ($P<0,005$), RMSSD ($p<0,0003$), NN50 ($p<0,0001$) e PNN50 ($P<0,007$), sugerindo que a prática do FSN está na direção da dominância simpática cardíaca do que o SSN. Para o NSS, os resultados foram: intervalo RR ($p<0,007$), SDNN ($P<0,004$), RMSSD ($p<0,02$), NN50 ($p<0,0001$) e PNN50 ($P<0,0001$).

Quando analisadas entre os grupos, observaram-se alterações nas variáveis autonómicas e respiratórias. No grupo FSN, todas as variáveis, exceto SDNN, aumentaram,

A FC média, o NN50 e a HF diminuíram. As diferenças nas variáveis não foram significativas.

O sistema nervoso simpático promove a libertação e a produção de adrenalina, cortisol e outros produtos metabólicos para apoiar a mobilização e permitir uma melhor prontidão para a luta/voo. Os resultados do presente estudo mostram que ocorreu uma elevada dominância simpática cardíaca imediatamente após a prática de séries rápidas de suryanamaskar, em comparação com séries lentas de exercício. Por conseguinte, as rondas rápidas de SN são contra-indicadas em doenças cardiovasculares como o enfarte do miocárdio, a doença coronária e a insuficiência cardíaca.

O presente estudo também mostra que as pessoas com sintomas depressivos não devem efetuar voltas rápidas de SN, uma vez que a variabilidade da frequência cardíaca diminui com a depressão. Um artigo de 2005 de Carney M. *et al.* sobre a baixa variabilidade da frequência cardíaca e o impacto da depressão na mortalidade após enfarte do miocárdio mostra que a depressão está associada à função cardíaca, em particular à variabilidade da frequência cardíaca (VFC). Esta descoberta ajuda a clarificar os mecanismos fisiológicos subjacentes ao papel da depressão como fator de risco de mortalidade em doentes com doença coronária. Existe também a possibilidade de que tratamentos que melhorem tanto a depressão quanto a VFC possam também melhorar a sobrevida desses pacientes.[106] Em 2010, Licht et al. relataram uma diminuição da VFC em indivíduos que tomavam antidepressivos durante um período de tempo prolongado, sugerindo que os medicamentos podem estar a causar a diminuição da VFC.[107] Julia D et al. mostraram uma forte correlação positiva com sintomas depressivos. Demonstraram que a VLF da VFC era mais baixa em doentes deprimidos do que em doentes não deprimidos.[108]

Por conseguinte, os resultados do presente estudo mostram que existe uma elevada dominância simpática cardíaca durante as sessões rápidas de suryanamaskar, em comparação com as sessões lentas de exercício. Por conseguinte, as rondas rápidas de SN são contra-indicadas em doenças cardiovasculares como o enfarte do miocárdio, a doença coronária, a insuficiência cardíaca, etc. O estudo mostra também que a prática de rondas rápidas de SN é contra-indicada em pessoas com sintomas depressivos.

CAPÍTULO 6 CONCLUSÃO

O presente estudo é o primeiro do seu género a mostrar que o efeito imediato de rondas rápidas e lentas de prática de SN durante 30 minutos tem uma dominância simpática significativa nas variáveis autonómicas e respiratórias em principiantes saudáveis.

O estudo mostra que o SN induz alterações fisiológicas, evidenciadas por alterações na pressão arterial, na frequência de pulso, na frequência respiratória e nos domínios do tempo e da frequência da VFC. Também mostra os efeitos comparativamente diferentes da prática do SN quando realizada de forma lenta e rápida. Com base no presente estudo, o SN não pode ser praticado por pacientes com perturbações cardiovasculares e depressivas.

REFERÊNCIAS

1. Yoga para a saúde. Uma apresentação sistemática da disciplina do yoga. Instituto de Naturopatia e Ciências Yogues. ISBN 81 207 25751.Sterling Publishers. 2003.
2. Tsarion M. Nas origens irlandesas da civilização. Seattle: Taroscopes. 2008. vol. 1.
3. Tim Gard e Jessica J. Noggle et al. Potenciais mecanismos de autorregulação do ioga para a saúde mental. Artigo de hipótese e teoria. 2014; Vol. 8, Artigo 770.
4. Gurjeet S. Birdie et al. Aplicações Clínicas do Yoga para a População Pediátrica: Uma Revisão Sistemática. Acad Pediatr. 2009; 9(4): 212-220.e1-9.
5. Barnes P, Bloom B et al. Complementary and Alternative Medicine use among Adults and Children. United States, 2007; U.S. Department of Health and Human Services, Centers for Disease Control and Prevention, National Center for Health Statistics. 2008.
6. Yadav RK, Das S. Effect of yoga practice on pulmonary functions in young women. Indian J Physiol Pharmacol. 2001; 45(4):493-6.
7. Kimberly Gruber Os efeitos fisiológicos e psicológicos do Ashtanga Yoga. Apresentado em cumprimento parcial dos requisitos para o grau de Mestre em Ciências do Exercício do Departamento de Cinesiologia. Universidade Estadual de Nova York College at Cortland.
8. BKS Iyengar. Luz sobre os Yoga Sutras de Pathanjali. Pathanjali Yoga Pradipika. Publicado por Harpes Collins Publishers, Índia.1993.ISBN: 1-85538-225-3.
9. Marieke Van Puymbroeck et al. A Phase I Feasibility Study of Yoga on the Physical Health and Coping of Informal Caregivers (Estudo de Viabilidade do Ioga na Saúde Física e no Enfrentamento de Cuidadores Informais). Evid based complement alternat med. 2007; 4(4): 519-529
10. Pooja Akhtar et al. Effects of yoga on functional capacity and well-being (Efeitos do ioga na capacidade funcional e no bem-estar). Int J Yoga. 2013; 6(1): 76-79.
11. Swami Satyananda Saraswati. Asana Pranayama Mudra Bandha. Publicado por Bihar School of Yoga. ISBN:978-81-86336-14-4
12. TM Srinivasan. Práticas dinâmicas e estáticas de asana. Int J Yoga. 2016; 9(1): 1-3
13. Amit Vaibhav, Swati Shukla e Om Prakash Singh. Surya Namaskar (Saudação ao Sol): Um caminho para a boa saúde. Revista Internacional de Investigação Farmacológica.2016; 6(7): ISSN 2277-3312.
14. Dr. Manoj Kumar Sharma. Efeito de Suryanamaskar nos níveis de stress. Internacional. Revista de Investigação Criativa Pensamentos.2014;2(1):ISSN 2320-2882
15. N. Veeraparameswari e Dr.P.K.Senthilkumar. Efeito das práticas de Suryanamaskar versus exercícios físicos em parâmetros bioquímicos selecionados de mulheres universitárias. Jornal Internacional de Pesquisa Recente e Estudos Aplicados. 2014; 2(2): ISSN: 2349 - 4891.
16. Swami Satyananda Saraswati. Surya Namaskara Uma técnica de vitalização solar. Bihar School of Yoga.2003.publicado por Full Circle. ISBN 81-7621058-7.
17. Birinder S Cheema et al. Efeito de um programa de ioga baseado num local de trabalho de escritório na variabilidade da frequência cardíaca: resultados de um ensaio controlado aleatório. BMC Complement Altern Med. 2013; 13(82).
18. Hagit Cohen and Moshe Kotler et al. Analysis of heart rate variability in patients with post-traumatic stress disorder in response to a trauma-related memory.

Biological Psychiatry. 1998; 44(10):1054-1059.

19. James Nolan MD et al. Prospective study of heart rate variability and mortality in chronic heart failure: results of the United Kingdom Heart Failure Evaluation and Assessment of Risk Trial (UK-Heart). Journal of the American Heart Association. 1998; 98(15):1510-6.
20. Telles S et al. A Variabilidade da Pressão Arterial e da Frequência Cardíaca durante a Prática de Respiração com Narinas Alternadas e Conscientização da Respiração baseada no Yoga. Med Sci Monit Basic Res. 2014; 19 (20):184-193.
21. Ravikant Aijariya et al. The combined effect of suryanamaskar, pranayama and meditation on hyper reactors in cold test in young healthy subjects (O efeito combinado de suryanamaskar, pranayama e meditação nos hiper-reactores em testes de frio em jovens saudáveis). Int J Med Sci Saúde Pública. 2014; 3(4): 457-460.
22. Biswajit Sinha e Tulika Dasgupta Sinha - Efeito de 11 meses de treino de ioga nas respostas cardiorrespiratórias durante a prática efectiva de Surya Namaskar... Int J Yoga. 2014; 7(1): 72-75.
23. Biswajit Sinha, Tulika Dasgupta Sinha, Anjana Pathak e O.S. Tomer. Comparação das respostas cardio-respiratórias entre o suryanamaskar e o treino de bicicleta com um gasto energético semelhante. Indian J Physiol Pharmacol. 2013; 57(2) : 169-176
24. Sinha B, Ray US, Pathak A e Selvamurthy W. Energy cost and cardiorespiratory changes during the practice of surya namaskar. Indian J Physiol Pharmacol. 2004; 48:184-90.
25. Dr. Rajeev Choudhary et al. 2009: Efeito do Suryanamaskar dinâmico no índice de desempenho físico de estudantes de desporto
26. Inder Kerketta, Kunvar Singh e Sunita Bisht. Efeito de seis semanas de treino de Suryanamaskar na flexibilidade e mobilidade. Revisão da Investigação. 2015; 4 (4).
27. Ananda Balayogi Bhavanani, Kaviraja Udupa, Madanmohan, e PN Ravindra. Um estudo comparativo do suryanamaskar lento e rápido sobre as funções fisiológicas. Int J Yoga. 2011;4(2): 71-76.
28. Milind V. Bhutkar et al. Qual a eficácia da saudação ao sol para melhorar a força muscular, a resistência geral do corpo e a composição corporal? Jornal Asiático de Medicina Desportiva. 2011; 2: 259-266.
29. Pratima M. Bhutkar et al. Effect of Suryanamaskar Practice on Cardio-respiratory Fitness Parameters: A Pilot Study. Al Ameen J Med Sci. 2008; 1(2): 1 2 6 -1 2 9.
30. Biswajit sinha et al. Comparação das respostas cardiorrespiratórias entre surya namaskar e exercício de bicicleta a um nível de gasto energético semelhante. Indian J Physiol Pharmacol. 2013; 57(2): 169-176.
31. Plowman SA e Smith DL. Exercise Physiology for Health, Fitness and Performance. 2 nded;Philadelphia, PA: Lippincott Williams and Wilkins.2008; 351-379.
32. Franklin BA. Cardiovascular responses to exercise and training. In: Garrett Jr WE, Kirkendall DT, eds. Exercise and Sport Science. Philadelphia, PA: Lippincott Williams and Wilkins 2000; 107-116.
33. Barett K, Brooks H, Boitano S, et al. Ganong's Review of Medical Physiology. 23.ª edição; Delhi; Índia, Tata McGraw Hill 2010; 507-520.
34. A.B.Fareedabnu. A.R.Gorkalx.Um estudo comparativo dos parâmetros

cardiovasculares em Suryanamaskar e Nadishodhana Pranayama. Biomedicina. 2013; 30(1): 48-52.

35. Sasi Kumar, Sivapriya e Shyamala Thirumeni. Effects of Suryanamaskar on cardiovascular and respiratory parameters in school students (Efeitos do Suryanamaskar nos parâmetros cardiovasculares e respiratórios dos estudantes). Investigação atual em ciência e tecnologia. 2011; 3(10): 19-24.
36. Dr. A.V. Thoke e Prof. M.H.Gawali. Effects of Surya Namaskar and Yoga Nidra on physical problems of adolescent girls during menstruation (Efeitos do Surya Namaskar e do Yoga Nidra nos problemas físicos das raparigas adolescentes durante a menstruação). Revista de Investigação Interdisciplinar Internacional Eletrónica Global Online. 2015; 4(3).
37. Dr. Rajni Nautiyal. Efeito do Surya Namaskar na perda de peso em indivíduos obesos. Revista Internacional de Ciência e Consciência. 2016; 2(1), 1-5.
38. Bhavesh Surendra Mody. Acute effects of Surya Namaskar on the cardiovascular and metabolic system (Efeitos agudos do Surya Namaskar no sistema cardiovascular e metabólico). Fisiologia do exercício de ioga. 2011; 15(3): páginas 343-347.
39. SN Omkar, Meenakshi Mour e Debarun Das. Análise do movimento da saudação ao sol com magnetómetro e acelerómetro. Int J Yoga. 2009; 2(2): 62-68.
40. Ambareesha Kondam et al. Effects of Pranayama and Suryanamaskar. Revista Nacional de Fisiologia, Farmácia e Farmacologia. 2015; 5(2) : 79 - 84
41. Anand Shared Godse et al. Effects of Suryanamaskar on relaxation among college students with high stress in Pune, India (Efeitos de Suryanamaskar no relaxamento entre estudantes universitários com elevado stress em Pune, Índia). Int J Yoga. 2015; 8(1): 15-21.
42. Nitin Sharma & Neha Udainiya. O mecanismo dos chakras em Suryanamaskar e os seus benefícios: Um estudo concetual. Revista internacional de medicina ayurvédica. 2015; 3(8).
43. Longin E, Gerstner T, Schaible T, Lenz T, Konig S. Maturation of the autonomic nervous system: differences in heart rate variability in preterm and term infants. J Perinat Med. 2006; 34(4):303-8.
44. Park SB, Lee BC, Jeong KS. Standardised tests of heart rate variability for autonomic function tests in healthy Koreans. Int J Neurosci. 2007; 117(12):1707-17.
45. Hon EH, Lee ST. Avaliações electrónicas dos padrões de frequência cardíaca fetal que precedem o óbito fetal: observações adicionais. Am J Obstet Gynecol. 1965; 87:814-826.
46. Ewing DJ, Martin CN, Young RJ, Clarke BF. The value of cardiovascular autonomic function testing: 10 years of experience in diabetes. Diabetes Care. 1985; 8:491-498.
47. Wolf MM, Varigos GA, Hunt D, Sloman JG. Arritmia sinusal no enfarte agudo do miocárdio. Med J Aust. 1978; 2:52-53.
48. Akselrod S, Gordon D, Ubel FA, Shannon DC, Barger AC, Cohen RJ. Power spectrum analysis of heart rate fluctuation: a quantitative indicator of beat-to-beat cardiovascular control. Science. 1981; 213:220-222.
49. Pomeranz M, Macaulay RJB, Caudill MA, Kutz I, Adam D, Gordon D, Kilborn KM, Barger AC, Shannon DC, Cohen RJ, Benson M. Assessment of autonomic function in humans by heart rate spectral analysis. Am J Physiol. 1985; 248:

H151-H153.

50. Pagani M, Lombardi F, Guzzetti S et al. A Power spectral analysis of heart rate and arterial pressure variabilities as a marker of sympathovagal interaction in man and conscious dog. Circ Res. 1986; 59: 178-193.
51. Kleiger RE, Miller JP, Bigger JT, Moss AJ e o Grupo Multicêntrico de Investigação Pós-Infarto. Decreased heart rate variability and its association with increased mortality after acute myocardial infarction. Am J Cardiol. 1987; 59:256-262.
52. Malik M, Farrell T, Cripps T, Camm AJ. Heart rate variability in relation to prognosis after myocardial infarction: selection of optimal processing techniques. Eur Heart J. 1989; 10:1060-1074.
53. Bigger JT et al. Medidas do domínio da frequência da variabilidade do período cardíaco e mortalidade após enfarte do miocárdio. Circulation. 1992; 85:164-171.
54. Jalife J e Michaels DC. Neuronal control of sinoatrial pacemaker activity. In: Levy MN, Schwartz PJ, eds. Vagal Control of the Heart: Experimental Basis and Clinical Implications (Controlo Vagal do Coração: Bases Experimentais e Implicações Clínicas). Armonk, NY: Futura; 1994:173-205.
55. Akselrod S, Gordon D, Madwed JB, Snidman NC, Shannon DC, Cohen RJ. Haemodynamic regulation: investigation by spectral analysis. Am J Physiol. 1985; 249:H867-H875.
56. Saul JP, Rea RF, Eckberg DL, Berger RD, Cohen RJ. Frequência cardíaca e variabilidade do nervo simpático muscular durante alterações reflexas na atividade autonómica. Am J Physiol. 1990; 258:H713-H721.
57. Schwartz PJ, Pagani M, Lombardi F, Malliani A, Brown AM. Um reflexo simpatovagal cardiocárdico no gato. Circ Res. 1973; 32:215-220.
58. Malliani A. Sympathetic aferent fibres of the cardiovascular system (Fibras aferentes simpáticas do sistema cardiovascular). Rev Physiol Biochem Pharmacol. 1982; 94:11-74.
59. Cerati D, Schwartz PJ. Atividade da fibra vagal cardíaca única, isquemia miocárdica aguda e o risco de morte súbita. Circ Res. 1991; 69:1389-1401.
60. Grupo de trabalho. Variabilidade da frequência cardíaca: padrões de medição, interpretação fisiológica e aplicação clínica. Task Force da Sociedade Europeia de Cardiologia e da Sociedade Norte-Americana de Pacing e Eletrofisiologia. 1996;93(5):1043-65.
61. Malik M. Variabilidade da frequência cardíaca. Opinião Atual em Cardiologia. 1998; 13:36-44.
62. Kantz H, Kurths J, Mayer-Kress G. Nonlinear Analysis of Physiological Data. 1. Berlim: Springer; 1998.
63. Grassberger P, Procassia I. Measuring the strangeness of a strange attractor. Physica D. 1983; 9:189-208.
64. Cysarz D, Bettermann H, van leeuwen P. Entropias de sequências binárias curtas na dinâmica do período cardíaco. American Journal of Physiology-Cardiovascular Physiology. 2000; 278:H2163-H2172.
65. Ryan SM, Goldberger AL, Pincus SM, Mietus J, Lipsitz LA. Sex- and age-related differences in heart rate: are women more complex than men? Journal of the American College of Cardiology. 1994; 24:1700-1707.
66. Kevin DavyP, Christoper DesouzaA, Pamela JonesP, Douglas SealsR. Aumento da variabilidade da frequência cardíaca em mulheres adultas jovens e idosas

fisicamente activas. Clinical Science. 1998; 94:579-584.
67. Nagy Emese, Orvos Hajnalka, Bardos Gyorgy, Molnar Peter. Diferenças de frequência cardíaca específicas do sexo em recém-nascidos humanos. Pediatric Research. 2000; 47:778-780.
68. Bonnemeier Hendrik et al. Circadian profile of cardiac autonomic nervous modulation in healthy subjects: differential effects of ageing and gender on heart rate variability. Journal of Cardiovascular Electrophysiology. 2003; 14:791-199.
69. Galeev AR, Igisheva LN, Kazin EM. Variabilidade da frequência cardíaca em crianças saudáveis dos seis aos dezasseis anos. Fiziol Cheloveka. 2002; 28:54-58.
70. Marian E. Papp et al. Aumento da variabilidade da frequência cardíaca, mas sem efeito na pressão arterial, em 8 semanas de hatha yoga - um estudo piloto. BMC Research Notes. 2011.
71. Santaella DF, Devesa CR, Rojo MR, Amato MB, Drager LF, Casali KR, Montano N L-FG. O exercício respiratório de ioga melhora a função respiratória e o equilíbrio simpato-vagal cardíaco em idosos: um estudo controlado randomizado. *BMJ* Open. 2011;1(1).
72. Khattab K, Khattab AA, Ortak J, Richardt G, Bonnemeier H. Iyengar yoga aumenta a modulação do nervo parassimpático cardíaco em praticantes de yoga saudáveis. Evidence-based Complement Altern Med. 2007;4(4):511-7.
73. Krishnan Muralikrishnan et al. Medir o efeito do Isha Yoga no sistema nervoso autónomo cardíaco utilizando a variabilidade da frequência cardíaca a curto prazo. J Ayurveda Integr Med. 2012.3(2): 91-96.
74. Manish Vinayak Sawane e Shilpa Sharad Gupta. Heart rate variability at rest after yogic training and swimming (Variabilidade da frequência cardíaca em repouso após treino de ioga e natação): Um estudo comparativo prospetivo e aleatório. Int J Yoga. 2015; 8(2): 96-102.
75. P. Raghuraj, A. G. Ramakrishnan, H. R. Nagendra e ST. Effect of two selected yogic breathing techniques on heart rate variability. Indian J Physiol Pharmacol. 1998;42:467
76. Ray US, Sinha B, Tomer OS, Pathak A, Dasgupta T, Selvamurthy W. Aerobic capacity & perceived exertion after practice of Hatha yogic exercises. Indian J Med Res. 2001;114:215-21.
77. Ankad RB, Herur A, Patil S, Shashikala GV CS. Efeito do pranayama e da meditação a curto prazo na função cardiovascular em indivíduos saudáveis. Hear views. 2011;58-62.
78. Shirley Telles et al. Alterações na variabilidade da frequência cardíaca durante a respiração de ioga de alta frequência e consciência da respiração. BioP sychoSocial Medicine, o jornal oficial da Sociedade Japonesa de Medicina Psicossomática. 2011.
79. Telles S, Nagarathna R, Nagendra HR. Breathing through a specific nostril can alterate metabolic and autonomic activities. Indian J Physiol Pharmacol. 1994;38(2):133-7.
80. Upadhyay Dhungel K, Malhotra V, Sarkar D, Prajapati R. Effect of alternate nostril breathing exercise on cardiorespiratory functions. Nepal Med Coll J. 2008;10(1):25-7.
81. Prakasamma M, Bhaduri A. A study on yoga as a nursing intervention in the care of patients with pleural effusion. J Adv Nurs. 1984;9(2):127-33.
82. Srivastava RD, Jain N, Singhal A. Effect of alternate breathing on

cardiorespiratory and autonomic functions in healthy young adults. In: Indian Journal of Physiology and Pharmacology. 200; 475-83.

83. Sarang SP TS. Efeito imediato de duas técnicas de relaxamento baseadas em ioga no desempenho de uma tarefa de apagar letras. Int J Stress Manag 2007;379-85.
84. Maharana Satyapriya. Efeito do ioga integrado no stress e na variabilidade da frequência cardíaca em mulheres grávidas. International Journal of Gynaecology and Obstetrics (Jornal Internacional de Ginecologia e Obstetrícia). 2009; 104(3): 218-222.
85. Sarang, Patil; Telles, Shirley. Efeitos de duas técnicas de relaxamento baseadas em ioga na variabilidade da frequência cardíaca (VFC). 2006; 13(4): 460-475.
86. Shirley Telles et al. Alterações nas variáveis autonómicas após dois estados meditativos descritos em textos de yoga.The journal of alternative and complementary medicine.2013. 19: 35-42.
87. Altman, D. G., Gore, S. M., Gardner, M. J. & Pocock, S. J. Statistical guidelines for contributors to medical journals. British Medical Journal, (1983). 286, 14891493.
88. Task Force da Sociedade Europeia de Cardiologia e da Sociedade Norte-Americana de Pacing e Eletrofisiologia. Heart rate variability: standards for measurement, physiological interpretation and clinical application. Circulation, (1996). 93, 1043-1065.
89. Zhao S, Xie L, Hu H, Xia J, Zhang W, Ye N, Chen B. Um estudo da natação neonatal (terapia aquática) aplicada em obstetrícia clínica. J Matern Fetal Neonatal Med 2005; 17(1):59-62.
90. Telles, S., Nagarathna, R. & Nagendra, H.R. Physiological measures of right nostril breathing. Jornal de Medicina Alternativa e Complementar, (1996). 2(4): 479-484.
91. Arthur C. Guyton, John E. Hall. Textbook of Physiology. 11ª Edn. Pub by Elsevier, India Pvt ltd. 2006 Página-166
92. Karpagam S, Gaur GirwarSingh, Trakroo Madanmohan e Kumar Senthil. Comparative study on the effect of slow and fast suryanamaskar on cardiac workload in normal human subjects. *Revista Internacional de Fisiologia.* 2013; 1(2): 166-169.
93. Parag Javadekar e Manjunath N. K. 2012. efeito do surya namaskar na atenção sustentada em crianças em idade escolar. J Yoga Phys Ther. 2:110.
94. Ferdinando Lellamo. Mecanismos neurais de regulação cardiovascular durante o exercício. Autonomic Neuroscience.2001; 90:66-75
95. Dai-Yin Lu, Albert C. Yang, Hao-Min Cheng, Tse-Min Lu, Wen-Chung Yu, Chen-Huan Chen3 e Shih-Hsien Sung. Heart Rate Variability Is Associated with Exercise Capacity in Patients with Cardiac Syndrome X (A variabilidade da frequência cardíaca está associada à capacidade de exercício em pacientes com síndrome cardíaca X). PLoS ONE. 2016; 11(1).
96. Ronald G. Victor, Niels H. Secher, Teresa Lyson, Jere H. Mitchell. O controlo central aumenta a atividade nervosa simpática muscular durante o exercício isométrico intermitente intenso em humanos. Kreislaufforschung.1995; 76:127-131.
97. Vallath N. Perspectives on the use of *yoga* in the treatment of chronic pain (Perspectivas sobre a utilização do *ioga* no tratamento da dor crónica). Jornal Indiano de Medicina Paliativa. 2010; 16:1-7.

98. D.B. Chavhan. Efeito do Surya Namaskar em crianças em idade escolar. Revista Internacional de Investigação Interdisciplinar Vidyabharati. 2013; 2(1): 14-18
99. Piskorski J, Guzik P. Geometria do gráfico de Poincare dos intervalos RR e sua assimetria em adultos saudáveis. Physiol Meas. 2007;28:287-300.
100. Anupama Tyagi e Marc Cohen. Yoga e variabilidade da frequência cardíaca: uma revisão abrangente da literatura. Int J Yoga. 2016; 9(2): 97-113.
101. Variabilidade da frequência cardíaca. Normas de medição, interpretação fisiológica e aplicação clínica. Task Force da Sociedade Europeia de Cardiologia e da Sociedade Norte-Americana de Pacing e Eletrofisiologia. Eur Heart J. 1996;17(3):354-
102. Ohuchi H, Suzuki H, Yasuda K, Arakaki Y, Echigo S, Kamiya T . Recuperação da frequência cardíaca após exercício e atividade nervosa autónoma cardíaca em crianças. Pediatr Res. 2000; 47: 329-335.
103. Mendonça GV, Pereira FD, Fernhall B . Efeitos do consumo de cigarros na função autonómica cardíaca durante o exercício dinâmico. J Sports Sci 29. 2011; 879-886.
104. Stuckey MI, Tordi N, Mourot L, Gurr LJ, Rakobowchuk M, Millar PJ, et al. Recuperação autonómica após exercício de intervalo de sprint. Scand J Med Sci Sports.2012; 22: 756-763.
1 05. Sztajzel J. Variabilidade da frequência cardíaca: um método eletrocardiográfico não invasivo para medir o sistema nervoso autónomo. Swiss Medical Weekly. 2004. p. 514-22.
106 . Carney RM, Blumenthal JA et al. Low heart rate variability and the effect of depression on post-myocardial infarction mortality. Arch Intern Med. 2005; 165 (13): 1486-91.
107 Carmilla M M Licht, Paul Naarding et al. A Associação entre a Perturbação Depressiva e o Controlo Autonómico Cardíaco em Adultos com 60 Anos ou Mais. Psychosomatic Medicine .2015; 77(3).
108 . Julia D. Blooda, Jia Wub e Tara M. Chaplinc et al. The variable heart: High-frequency and very low-frequency correlates of depressive symptoms in children and adolescents. *J Affect Disord.* 2015; 186: 119-126.

Índice

CAPÍTULO 1 4
CAPÍTULO 2 6
CAPÍTULO 3 15
CAPÍTULO 4 22
CAPÍTULO 5 34
CAPÍTULO 6 37
REFERÊNCIAS 38

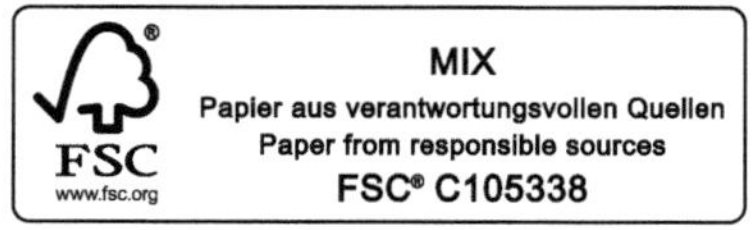

Printed by Books on Demand GmbH, Norderstedt / Germany